图文科普大检阅——

人体自身的秘密
（第2版）

许锴鸿　编

黄河水利出版社

·郑州·

图书在版编目(CIP)数据

人体自身的秘密/许锴鸿编.—2版.—郑州:
黄河水利出版社,2020.5
(图文科普大检阅)
ISBN 978-7-5509-2660-8

Ⅰ.①人…　Ⅱ.①许…　Ⅲ.①人体—青少年读物
Ⅳ.①R32-49

中国版本图书馆CIP数据核字(2020)第080363号

出版发行:黄河水利出版社

社　　址:河南省郑州市顺河路黄委会综合楼14层
电　　话:0371-66026940　　邮政编码:450003
网　　址:http://www.yrcp.com

印　　刷:三河市人民印务有限公司
开　　本:787mm×1092mm　　1/16
印　　张:8.5
字　　数:110千字
版　　次:2020年5月第2版　　2021年8月第2次印刷
定　　价:39.90元

目　录

探索人类起源

人类起源之谜

人究竟从何而来?哪一个地方才是人类真正的诞生地,在五彩斑斓沉睡日久的化石中,会有人类远古的明灯吗?

1990年初,美国科学促进协会在路易斯安那州的新奥尔良市举行了一次年会。在会上,各路科学家对人类起源问题再次展开争论,不少科学家针对加州大学科学家提出的理论发表了各自的新见解。

3年前,加州大学的科学家通过对一种特殊基因的研究发现,提出了整个人类的遗传基因均源于20万年前的一个女人,即夏娃。这种特殊基因存在于细胞内的一种叫线粒体的物质,唯女人具备这种遗传线粒体。也就是说,线粒体只能单性遗传。加州大学的科学家对来自世界各地的147名妇女的线粒体基因进行差异分析后认为,现代人的线粒体基因可能均进化自20万年前。他们还对妇女的遗传差异进行了研究,并发现了两大类:第一类中仅包括部分非洲人,而第二类中则包括了非洲人和世界上其他地方的所有人。这意味着世界上最早的现代人都是由生活在非洲的一个小部落进化而来,后来才分散到了世界各地。

然而,美国伊利诺斯大学和密执安大学的科学家对此种看法提出了异议。他们认为,现代人的确进化自非洲的一个部落,但其进化过程并非是20万年,而至少是100万年。但从对古人类化石的分析结果来看,事实并非如此。科学家们在对100万年前的古人类化石研究后发现,它们的特征与亚洲现代人极其相似,这就意味着今天的非洲人是百

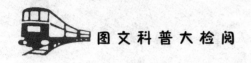

万年前亚洲祖先的后裔。

那么人类到底起源于什么呢？在目前，西方有一部分学者认为，全世界的人种是由各种不同的古猿演化而来的，此说被称为"多祖论"；另有许多学者则认为，世界人类起源于另一种古猿，属同一个物种，此学说被称为"一祖论"。

英国学者达尔文在他的《人类起源与性的选择》一书中指出，人类是由已灭绝的古猿进化而来的。由于至今全世界考古学家和古人类学家所发现、收集到的古猿化石遗物极少，还无法彻底了解古猿类与人类之间的关系，所以这个问题在国际上仍然争论激烈。

据考证，类人猿有四种：猩猩、大猩猩、黑猩猩与长臂猿。根据对猩猩的形态学、生理学研究，一般认为非洲的黑猩猩(尤其是黑猩猩中较矮品种)比其他猿更接近于人类，因为它们的举动、行为在某些方面与人类更相像。因此，有些科学家把黑猩猩视为人类与现代非洲大猿的共同祖先。

当然，这种观点仍有许多学者不同意。他们认为，类人猿与人类在某些特征上相似，但相似不等于相同，因此，只能称它们为人类的旁系亲属，而不是直系亲属。用分类学看，人类与类人猿属于"灵长目"，但不属于同一"科"，人类属"人科"，类人猿属"猿科"，两者相距较远。

那么，人类的直系祖先是谁呢？学者们有以下几种推测：

一是腊玛古猿。它生存在距今1400万年到800万年前，身高1米多，脑容量约300毫升，能够直立行走，可能已有说话功能。而最有力的证据是它的牙齿与人类的很相近。但也有学者持不同意见。

二是南方古猿。有的古人类学家认为，南方古猿是人科，早期成员，它的脑容量已达现代人的1/2或1/3。但也有人认为，南方古猿与"完全形成的人"是并存的，但它没有发展成为人，而只是人类旁系，并在100万年前就灭绝了。

三是远古海猿。这是近年提出的一种新奇看法。学者认为，人类直系祖先是生活在远古海洋中的一种早已灭迹的独特海猿。由于地壳变迁，海洋面积缩小，对海猿产生了巨大影响，使它逐渐适应了陆地的生活环境。

当然，以上都是推测，并非定论，到底谁是人类真正直系祖先，需要更有力的证据来证实。从现在化石资料来看，人类现有的人种类群大致形成于5万多年前的后期智人阶段。当时是温暖时期，人类数量加增，遍布各大洲。在不同的阳光、水土、食物等影响下，形成了不同的人种。一般认为，白种人是在欧洲和高加索地区形成的；黑色人种的诞生处在非洲撒哈拉大沙漠以南地区；黄色人种的"摇篮"在亚洲；南亚和大洋洲是棕色人种的故乡。

众说纷纭，莫衷一是，对错与否似乎已经显得不大紧要，紧要的是人类对自己自身起源的思索和探求将永远伴随着时间的推移而满怀激情。

古人类遗址

化石是人类最真实的历史，一个简单的脚印可能就是人类全部历史的浓缩。在下面这些确凿的遗迹上，人类有望找到打开远古人类起源奥秘的钥匙。

1930年，美国贝利欧学院地质系主任保罗博士曾在肯塔基州的一处山上发现了10处40个完整的"人"脚印，其中有的脚印甚至存在于距今2.5亿年前的原生代沙石海岸的石炭纪沙石中，令人不解。

1968年6月1日，自称为"岩石狂"的赫克尔公司监察人梅斯特和妻子、两个女儿与朋友的家人到犹他州得尔塔西北约43英里的"羚羊喷泉"度假时，发现了一些三叶虫化石，当梅斯特将化石敲开时，不由得大吃一惊，他发现岩石断面中央有一个"人"的脚印，在脚印中间踩着一个三叶虫。令人不解和好奇的是，这个"人"竟穿着凉鞋!经过测量，这个右脚凉鞋印比现代人的鞋印大得多，长有10.25英寸，首端宽3.5英寸，后跟宽3英寸，后跟深度比前端深1/8英寸。

1988年8月，犹他大学教授、地质学家柯克承认盐湖城公立学校的一位教育学家比特先生也曾在同一地区发现过两人踩着三叶虫的"凉鞋印"。柯克说："这些标本是那么明确，令人无法怀疑，这实在是对传统地质学的严重挑战。"

读过达尔文进化论的人都知道，人是由哺乳类、灵长类进化而来的。在现代进化论的观念中，猿人是在100万年前开始站立起来的，可是，三叶虫却是5亿年前的低等生物，在那时，别说猿人了，就是猴子、熊等一些动物都没有产生呢，何来的"人"呢？

16世纪时，秘鲁的西班牙总督弗朗西斯科·德·托列多在他的办公室中放着一块从里边露出一根18厘米长铁钉的岩石，而这块岩石是从附近一个采石场采出来的。正因为它"来历不明"，从而被西班牙总督所看重。

1844年，人们在采石场的坚硬岩石中也发现了一块岩石中有一根3厘米长的铁钉，不过它已经生锈了。

1851年，在美国多尔切斯特附近，人们在岩石中发现了一件更奇特的东西。据当时的《美国科学文摘》报道说："在几天前多尔切斯特附近进行的一次巨大爆炸中，人们从岩石碎屑中捡到了两块折断的金属碎片。本来这是一个被一分为二的整体，当把它们合拢后，可以发现这是一个钟形器皿，它高4厘米，宽16.5厘米，壁厚0.3厘米。令人惊讶的是，

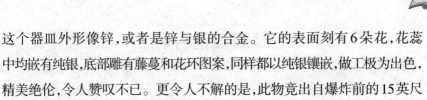

这个器皿外形像锌，或者是锌与银的合金。它的表面刻有6朵花，花蕊中均嵌有纯银，底部雕有藤蔓和花环图案，同样都以纯银镶嵌，做工极为出色，精美绝伦，令人赞叹不已。更令人不解的是，此物竟出自爆炸前的15英尺深的岩石中。"

1852年12月，在格拉斯哥矿井中竟开采出来一个嵌有奇特铁器的大煤块。

1885年11月1日，在奥地利沃尔福斯贝格，一位工人在敲打坚硬的褐煤时，从里边滚出一个闪闪发光的东西，它是一个平行六面体的金属物，体积是6.7厘米×6.2厘米×4.7厘米。它两面隆起，四周环贯以深槽，形状规则。从其表面看，就像一个很古怪的鼻烟壶，很显然它是经过智能生物用双手加工过的。后来，维也纳一家有名望的报纸报道了此事，引起了科学家们的注意。经过考查证实，发现此物的煤层属地球第三纪时期，而这时地球的文明远远没诞生呢。科学家把这个物体命名为"沃尔福斯贝格六面体"。

实际上，早在1880年，美国科罗拉多州的一个农民上山挖到一块煤炭，当他把煤炭凿开时，发现里边有一枚铁铸嵌环。据后来考证，这块藏有嵌环的煤块是从地下45米处挖出来的，而这个煤矿区的成煤年代距今大约有7000万年。而科学家们一直认为，7000万年前人类还没出现呢。

以上的现象说明了什么？是不是说人类在地球上早已存在有几百万年了？这个一直令人类迷惑不解的谜，依然使人类迷惑着。

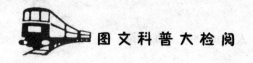

起源假说种种

　　面对神秘莫测的人类,人们提出了各种假说与设想,在这些骤然擦亮的火光面前,人类有望发现最初的足迹吗?人与猿同祖?地球上一切生物中,只有人是唯一能用背睡觉的。这也证明了人是与众不同的。

　　可是,人与猿也有许多方面相似,如外形、习性、生理上的结构,甚至在染色体上的基因也很接近。所不同的是,人类无动物的长毛,有思维、能制造工具等。

　　一般人都知道,用手指抓黑板或用饭勺刮锅底,会发出一种令人毛骨悚然的刺耳声。美国伊利诺斯州埃文斯顿大学研究小组应用最先进的分析技术分析了这一声音,发现它与人类在进化为人之前的记忆有关。实验表明,90%以上的人听到这种声音,不是出于条件反射,而是出于本能对它感到厌恶,这种反应与人在自然界中遇到让人厌恶的事所作出的反应是相同的。

　　研究人员把这种声音以及用竹耙子耙石棉瓦房顶时发出的声音都作了音响,并取下"声纹"。再把这"声纹"与亚洲猿猴遇到危险时,向同伴发信号的叫声"声纹"作一比较,结果却是出人意料的一样。研究人员因此而认为,抓黑板、刮锅底的响声会使人记起人类远古祖先的叫声,会让人不由地毛骨悚然。这说明现代人的大脑里,至今仍保存着猿人时代的记忆。

　　在我国古代传说中,也可以寻找到有关猿人的故事。可是人起源于猿的假说在某种程度上得到了证明。

　　球外生命存在吗?我们是这个宇宙的唯一主宰吗?遥远的宇宙深处,有注视我们的眼睛吗?不久的将来,会有球外生命与人类共鸣吗?

于是,人类生命起源于外星的假说应运而生。

毫无疑问,类似地球的行星是存在的,有类似的混合大气,有类似的引力,有类似的植物,甚至可能有类似的动物。然而,其他的行星非要有类似地球的条件才能维持生命吗?

实际上,生命只能在类似地球的行星上存在和发展的假设是站不住脚的。以往人们认为放射性很强的水中是不会有任何微生物的。但是实际上有几种细菌可以在核反应堆周围足以致死的水中存活。有两位科学家把一种蠓在100℃的高温下烤了几个小时后,马上放进液氮中(液氮的温度低得和太空中一样)。经过强辐射后,他们把这些试验品再次放回到正常的生活环境中,这些昆虫又恢复了活力,并且繁殖出了完全"健康"的后代。

这无非是举了个极端的例子。也许我们的后代将会在宇宙中发现连做梦也没有想到过的各种生命,也会发现我们在宇宙中不是唯一的、也不是历史最悠久的智慧生物。

地球外的茫茫宇宙中,究竟有没有生命?究竟有没有类似地球人甚至更文明的高级外星人?随着空间科学技术的不断发展,这个富有神话色彩的猜测,越来越激励着人们的心。对这个亘古未解之谜,尽管目前众说纷纭,莫衷一是,但原来持否定态度的权威人士越来越多地转向了可能存在的这一边。最近,日本著名的宇航教授佐贯亦男与地外生命学专家大岛太郎,发表了有关地外生命的对话,论点新颖,妙趣横生。

科学家能够提出地球外有生命,甚至推测存在比我们更聪明的外星人,是很了不起的。因为有些人会用地球上生命形成与存在的传统理论来衡量外星球,忘却了他们之间的在地理条件和自然环境上的不同。

科学家希勒教授在实验室里创造了一种与地球环境截然不同的木

星环境,在这样的环境条件下成功地培养了细菌与螨类,从而证明生命并不是地球的"专利品"。我们地球上的所有生物也不是按照同一个模式生活的。氧是生物进行新陈代谢的重要条件,但是有一种厌氧细菌就不需要氧,有了一定的氧反而会中毒死亡。高温可以消毒,会使生命死亡,但海底有一种栖息在140℃条件下的细菌,温度不高反而会死亡。据估计,地球上不遵守生命理论而存在的生物有几千种,只是我们没有全部发现而已。

于是,在生命理论的研究领域中,行星生物学应运而生了。它主要研究地球外各种行星的自然条件,是否存在适宜于这些环境条件的生物,地球生物是否可以移居到地外行星上去以及发现行星生物的新方法。因为生物往往具有一种隐蔽的本能,即使存在也不一定能被轻易发现。例如地球空间中存在着许多微生物,但又有谁能用眼睛去发现它们呢?目前,对火星、金星、木星等的探查工作刚刚开始,断言这些星上不存在任何生命,似乎为时过早。

随着人类对自然界认识的深化及当代科学技术飞速发展,人们提出在地球以外的星体上存在生命甚至高级文明社会的问题不足为怪。科学家们为好奇心所驱使极力想探索出个究竟来,于是在20多年前就产生了寻找"地外文明"的科学方向。

关于在地球以外广大的宇宙中是否有智慧生命的问题上,科学家们分成了两大派。一派人说,既然我们人类居住的地球是个最普通的行星,那么有智慧的生命就应当广泛地存在和传播在宇宙中。另一派却说,尽管生命可能在宇宙中广为存在和传播,但能使单细胞有机体转变成人的进化过程所需的特定环境出现的可能性是极小的,因此在地球外存在智慧生命就不大可能了。就科学的发展来看,这样的争论是正常的、有益的,而且会推动对"地外文明"的探索。

外星人的传闻日益增多,不管男女老幼对此都感兴趣。但是除了我们地球的人类之外,其他天体上到底有无类似人的生命,这件事已成为当代科学的第一大谜。

人是不是外星人的实验品?面对美丽的星空人们产生越来越多的疑问,人是不是外星人的产物?

一位来自北大西洋公约组织的科学家马莱斯提出了一个新见解,他认为人类的始祖来自外星球。

大约在6.5万年前,一批有着高度智慧和科技知识的外星球人来到了地球,他们发现地球的环境十分适宜他们居住,但是,由于他们没有带充分的设施来应付地球的地心吸引力,所以改变初衷,决定创造一种新的人种,这种新人种是由外星人跟地球猿人的结合而产生的。

当时地球十分原始,最高等的生物只是猿人,尚未发现火种。外星人选择具有高智力和精力充沛的雌性猿人作为对象,设法使她们受孕,结果便产生了今天的人类。

马莱斯提出了证据,他对最近在圣地亚哥发现的一个5万年前的头骨的研究结果表明,后者的智慧远远高于今天的人类,从而推断他就是当时来到地球的外星人之一。

马莱斯认为目前唯一的问题是找出他们来自哪个星球。他指出,安第斯山脉的巨型图案,有可能是外太空船降落地球的基地。

当然,马莱斯的新论断还有待论证,我们姑且拭目以待。

据美国《世界新闻周刊》报道:在墨西哥一个孤独的村庄里,发现了一个不可思议的狼人人种。科学家们闻讯后大为震惊,吵吵嚷嚷地要对这个奇异的种族进行研究。

狼人除了全身上下(包括脸部)都覆盖着黑色的卷毛以外,各方面看都像人。

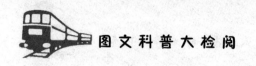

专家们不能明确地解释这些狼人是怎样形成的。但在关于他们来源理论中,也包括了这样一种可能性,即他们是外星人的后裔!

他们共有15~16名儿童和一名成人共同生活在扎卡铁斯州的劳列托村里。他们都是一个名叫玛丽亚·露伊莎·迪亚兹的老妇人的子孙。孩子们绝顶聪明,但是,有关他们的情况却知道不多。这些狼人都是贫苦的农民,他们不喜欢抛头露面。

科学家们研究了遍体长毛的孩子,不少人因而得出结论说,他们的情况是遗传的。狼人家庭里的孩子,并不都有这种情况,但即使那些看来正常的孩子,也可以在下一代中生出有毛的后代。

另一些看到过狼孩的人认为,他们可能真是一个新的种族,由来自另一个行星的父亲繁衍下来。

支持这种理论的事实是,玛丽亚·露伊莎·迪亚兹对自己的身世一无所知。

近年来,欧洲有科学家经过研究认为,人是由外星高级生命和地球的猿类相合而生的。无独有偶,中国特异功能者张维禅先生也提出高级生命和地球上母猿相合生人的说法。当然,在这方面进一步的深入研究有待于各学科专家的通力合作。

此外,关于神话中"处女生殖"现象也对人的起源颇具探讨意义。

在各民族早期的英雄神话中,英雄或者圣人常常表现为处女所生,这是一个比较普遍的现象。就我国古代神话来看,这方面的材料也不少。如《太平御览》中保存有一种古老的传说,书中记载了禹的母亲"见流星贯昂,梦接意感"而后又"吞神珠"生下了禹。关于黄帝的记载也是如此,《初学记》说,黄帝的母亲"见大雷绕北斗,枢星光照郊野"然后"感而孕"。对于诸如此类的神话记载,古人有一个重要的结论性观点,那就是先秦典籍《春秋公羊传》所说的:"圣人皆无父,感天而生。"

由上所述，我们可以这样推论人类的起源，最初的人类根本就没有今天我们所认为的那种"人类父亲"。人类的"父亲"一直可认作神。而所谓的"母系"实际上就是地上的母猿。这种假说能否站住脚就有待于进一步地论证了。

来自于海底？最近，英国人类学家哈代提出了一个新观点：人类起源于大海。

人们过去一直认为，人类的远祖古猿是生活在热带森林里的。而科学家们发现，距今400万至8万年是一般化石资料的空白时期；因此，古人类学家无法确切地描绘这一时期人类祖先的模样。为了揭开这个谜，哈代在研究中发现，所有灵长类动物体表都长有浓密的毛发，而唯独人类皮肤裸露；灵长类动物都没有皮下脂肪，而人类却有厚厚的皮下脂肪。人类不同于灵长类动物的"特征"为什么都存在于海豹、海豚等海洋哺乳动物的身上呢？

哈代还发现，人类在潜水时也会和水生物一样，产生相似的潜水反应：肌肉收缩，动脉血流减少，呼吸暂停，心跳也变得较为缓慢，而且人类屏息潜水时间远远超过其他陆生动物。哈代认为，如果人类祖先不曾生活在大海之中，人类怎能获得这样高超的潜水本领呢！因此，他提出化石空白时期的人类不是生活在陆地，而是生活在海洋中。

古学家在两万年前原始人的遗骨上发现了原始宗教仪式的遗迹，说明在数万年前就发现有灵魂思想的产生，而这又是一个年轻的问题，现代西方有一大批学者正致力于灵学的研究，社会上也常常能看到灵魂学与现代科学盲目撞击的火花，为神与人之间蒙上一层神秘的色彩！

灵魂的有无是宗教与现代科学之间的分界线。中世纪科学兴起之初，曾与宗教对此问题有过相当长的争论时期，最终科学战胜了宗教，将古老灵魂观念赶出了神圣的殿堂。

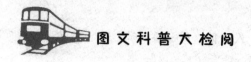
　　科学之所以最终能战胜宗教,其根本的原因还在于宗教不具备现代科学所谓的实证性,这和与大自然搏战了几万年的人类的思维模式是不相符的,比如说,目前全世界尚无一例没有异议、可证实的灵魂试验,现代科学随时都会理直气壮地质问:灵魂是什么样的?谁能抓住一个灵魂让大家参观一下?于是,宗教就像泄了气的皮球。

　　但是,如果认为科学会一劳永逸地打倒了宗教灵魂观念,那也是错误的。虽然宗教及相应的研究没能证实灵魂的存在,但现代科学同样拿不出令人信服的铁证证明灵魂不存在。由于各国、各地区的生产方式很不平衡,我们相信,地球上相信灵魂存在的人远多于否认灵魂存在的人,即使在科学技术十分普及时。因此,科学与灵魂之争的道路还很漫长,我们时常听到周围的人在问:人真的有灵魂吗?这本身就是对灵魂之谜的一个回答。

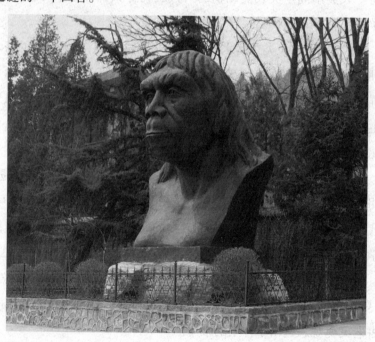

简单地回答灵魂的"有"或"无"是毫无意义的,这个横亘在人们心头几千年的疑问,看来在短时期内还不会有一个十分确切的答案。痛苦的碰撞与磨合正等待着后人。但是,人们也似乎感觉到,这个问题解决与否与人类的最终命运是相关的,也与人们迫切的文化回归愿望相关。

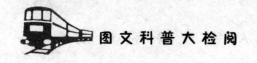

地球人与外星球

这些年来,一系列发现又重新唤起了人们对生命天外来源说的热情。首先是人们注意到,地球上的生命尽管种类庞杂,但它们却具有一个模式,具有相似的细胞结构,都由同样的核酸组成遗传物质,由蛋白质构成活体。这就使人不能不问,如果生命果真是在地球上由无机物进化而来,为什么不会产生多种的生命模式呢?其次,还有人注意到,稀有金属钼在地球生命的生理活动中,具有重要的作用。然而钼在地壳上的含量却很低,仅为0.0002%,这也使人不禁要问,为什么一个如此稀少的元素会对生命具有如此重要的意义?会不会地球上的生命本源于富钼的其他天体里?再次,人们还不断地从天外坠落的陨石中发现有起源于星际空间的有机物,其中包括构成地球生命的全部基本要素。与此同时,人们也发现在宇宙的许多地方存在着有机分子云。这使许多人深信,生命绝不仅仅为地球所垄断。再者,一些人还注意到,地球上有些传染病,如流行性感冒,常周期性地在全球蔓延,而其蔓延周期竟与某些彗星的回归周期吻合。于是就使他们有理由怀疑,会不会有些传染疫苗来自于彗星?如是,则人就是天外来客了。

有些人类学家则认为,今天的地球人类源于外星。为什么这么说呢?先看一些考古上的惊人发现:

1845年,有个叫大卫·布鲁斯特的爵士向英国科学进步学会递交了一份报告。其中说,在英国北部的卡因古蒂石场,从一块花岗岩内发现了一枚钉子。经鉴定,这块花岗岩至少有6000万年的历史。

1967年4月10日,美国科罗拉多州左尔曼的洛奇矿山内传出一则新闻,在地下120米深的银矿脉中发现了人的遗骸和一个锤炼得极好的

人体自身的秘密

10厘米长的铜箭头。据测定,此地层当属几百万年前的。

20世纪80年代末,奥地利也传出一则奇闻,有个煤矿工人在井下采矿时,挖出了一颗金属铆钉。这颗铆钉与现代铆钉相似,然而,它已在地下静静地躺了400万年。

1991年,继北极发现五六千年前的古城遗址之后,又传出南极发现古城废墟的消息。《扬子晚报》的一则报道说:

瑞典的一支探险队声称,这座城市的建筑物大部分被积雪覆盖,隐藏在冰川后面,有的摩天大厦直插云霄,形状像金字塔,也有的呈圆柱体形。墙壁薄而坚固,没有加上绝缘体。测试结果显示,这座热带城市是约3万年前建造的。这些建筑物最大的特征是没有门,入口呈马蹄形,高约6米。科学家由此推测,这些特殊建筑物内的居民有3.6~4.2米高。

1986年夏天,在这里发生了一次地震,地震震裂了南极洲西部的一条大冰川。探险家们由此发现了隐藏在冰川后面的这座城市。他们运送推冰器到现场,继续推开冰雪发掘,已发掘出4000平方米的市区。估计还要许多年才能发掘出整个废墟。

在冰天雪地的南极,居然屹立过这么辉煌的城市!这座城市的主人来自何方,又到何处去了呢?这真是一个新神话!然而,考古学家们还发现了比这更奇妙的神话。

在我国陕西蒲城县的尧山,过去曾有块金代县令马扬立的灵应观仙蜕崖碑。碑中记载了"仙蜕"(古人化石)发现的经过:

皇统己巳秋(公元1149年),因增修灵应夫人殿,患其下基乾隅为巨石所局,不能宏大其势,遂命工凿其东西丈余,南北倍之,其高二寻。自七月庚辰朔,众工始兴,约以二旬为期。即剖石至中元日,自南而北已及丈余,上下亦及倍寻。俄于坚石中有小空隙,萝蔓根株,非草非木,若蛛网然,萦缠笼络中得枯骸一躯,印于石内,头颅、臂胫、肢体成具,石具相附,几若同体,小间小节,若微有朽化者一二矣。俯仰审视,其石之脉理与崖壁之四旁,上下皆顽然黝黑,方凝结坚贞,略无凿刻之迹,亦无断折之痕,特异于寻常之石……群工与从役者杂然称异。董事者乃置其骨于西麓之壤,欲遽葬之。异日扬闻之而往,物色所凿之崖壁,周察其巨石之理脉与纵横,余石犹磋岈裂缺,散乱于地,尚可吻合,与所说不诬。乃令石工复即旧崖,稍升于层岩之上,比初穴高丈余,以避殿之口也,别凿新穴,为小柏枢,裁方石以宄之。题其崖曰'仙蜕',庶俾后之人得以识其异事。然则,石中之骸,人耶?神耶?固不可得而知矣。

据专家考证,"仙蜕"崖地质上属奥陶纪沉积崖,崖龄已有4亿年左右。

1930年,有位科学家在美国肯塔基州发现了原生代砂石海岸遗留下来的人类脚印,共有10处。也就是说,这些脚印在地球上已留存了2.5亿年。后来,在20世纪60年代末期,比特和梅斯特又相继在其他州发现了三叶虫化石中的人类足迹。梅斯特回忆当时的情景说:"我将一片岩石敲开,像书片般扮开,吃惊地发现在一片石头上面有一个人类的脚印,中央处踩着三叶虫,另一片也是完整的脚印。"生物学家指出,三叶虫是寒武纪的小动物,而寒武纪距今已有5亿年。

1972年6月,法国一个厂家发现加蓬奥克洛铀矿石中U-235的含量明显偏低,有的甚至低于90%。这是为什么?后来,科学家不但在矿石中找到了U-235的"灰烬"(裂变后的产物),而且在矿区发现了一个古老而又非常完整的核反应堆。这个铀矿形成于20亿年前,而核反应堆在成矿后不久便启用了。虽然其输出功率只有10~100千瓦,但运转时间长达50万年。

20世纪80年代,一天,南非的某金矿里,一群矿工像往常那样在专心致志地挖掘矿石。忽然有人在矿石中发现了金属球。伙伴们闻讯都来看,一起帮助挖,共挖出几百个。这些金属球模样相同,顶端和底部都是平的,中间有三条镌刻完整的槽线。其中有一只金属球,能自动地在它的轴线上旋转。据地质学家说,从发现地点看,这些金属球当是20亿年前的遗物。它们是谁制造的?怎么会进入到这么深的金矿脉中去的呢?其中一个球又怎么会自动旋转呢?

历史教科书告诉我们,在3万年前,地球上的人类都还住在天然的山洞里,哪有建造超越现代城市的能力呢?在几百万年前,人类还刚刚迈进猿人的门槛,至多只能打制一些粗糙的石器,哪有冶炼制作金、银、铜、铁和合金制品的技艺呢?在六七千万年前,按照生物学家的说法,那是恐龙的时代,连猿人都还未产生呢,哪里还会有人的足迹和金属制品呢!20亿年前,地球上甭说始祖鸟,就连植物也只有低等的蓝藻而已!那么,反应堆建造者和金属球制造者会是谁呢?

因此,有人认为,必定有外星人存在,而且外星人自古至今一直在地球上活动。另外,根据各地数不清的天神造人、变人的神话传说,现代人类是外星人的后裔。这似乎是十分荒唐的推测,然而,人类学家的各种研究活动有力地支持了这种“出格”的结论。

科学家们找到了外星人存在并在地球上活动的直接证据。1988年,瑞典有家报纸报道说:

1987年4月,温斯罗夫与另外6名科学家前往非洲考察风土人情时,意外地发现了一个外星人后代居住的部落。它在扎伊尔东部的原始森林内,几乎与世隔绝。开始,他们受到了冷遇和敌视,经过努力,外星人终于接待了他们,并领他们参观了当年乘坐的飞船——一艘银色的半月形的已锈迹斑斑的飞船残骸。

据温斯罗夫说,这批外星人当年有25人,他们是为了躲避火星上流行的病毒于1812年移居地球的。在地球上生活时,先后有22人相继死去,但经过繁衍已有后代50人。这些外星人及其后代皮肤黧黑,眼睛为白色,但没有眼珠。他们相互间说的是非洲土语,但与科学家们交流时却用流利的英语及瑞典语。

这些火星人及其后代,对圆的图形特别欣赏。他们居住的房屋、屋内的摆设、使用的工具、佩戴的饰品大都呈圆形。他们至今仍珍藏着太阳系和火星的详细图,并掌握着宇宙航行知识,不过,他们已没有任何工具可能返回火星。

当结束对这个部落的采访时,火星人及其后代再三表示,希望地球人不要干预他们的生活,只要没有外人骚扰,他们将永远在地球上生活下去。

1991年,俄国《工人论坛报》报道:

1950年3月28日,有3架飞碟在法国东南部小城迪湟市着陆。这3架飞碟把一支4男2女组成的"外星探险队"送到了地球上。这6名外星人自称是犹摩星球人,他们的祖籍星球叫"犹摩行星",距离地球15光年远。他们登陆地球的使命是:融合于地球人中间,进而充当研究人类的犹摩星球"密探"。与此同时,这些登陆地球的犹摩星球人还借助邮政手段同世界一些国家的科学家进行接触,用法文、西班牙文、英文乃至俄文给他们写信。

1997年初,《韩国日报》报道:

最近,有报道说,在以色列北部农村阿长地区发现了一具外星生物体。

据称,在最初发现时,生物体有胳膊、腿、眼睛,但没有耳朵。待警方赶到时,该生物体随着几次爆炸声而被破坏,仅剩下残骸。

这个生物体长约5厘米,属解体的一部分,并从内部向外流出类似磷光的物质。目前,残骸已被送入实验室,分析和研究仍在进行中。有些人类学家还发现了外星人对地球人进行的同化实验,证实了现代人类身上的外星祖先遗传特征。

1988年,法国人类学家诺贝德博士在巴黎的一次记者招待会上宣布说,在8000年前,外星人同地球人的祖先进行了交配,至今约有一半人类是外星人后裔。这些人"眼睛的颜色、脚的大小以至睡眠和思考的方式,均受外星人祖先的影响。只要你知道这些特征,便很容易分辨出谁是外星人的后裔。"那么,特征有哪些呢?眼珠通常是绿色或淡褐色,面容通常优美,坐骨较宽,女性乳房较小,脚趾较常人长,手和手指修长,指甲较脆,头发金色或红色,体型较为单薄,骨头较为嫩弱。在思想行为上,反应敏捷,理解力好,独立性强,多是梦想家。

这种奇谈怪论,竟然也得到不少科学家的赞同。前西德考古学家格拉夫作证说:"人类的思考能力大约在8000年前突飞猛进,同时,人类的外貌也在约同一时期变得细小。这种突变,不是缓慢的进化过程能做得到的。"

20世纪末期,在巴西的原始森林中,探险家们曾发现了600多个被外星人劫去做实验的人(男女老少都有)。许多被劫持过的人声称,外星人对他们的身体各部分进行了仔细的检查,有些人的皮肤、头发、血液等被拿去做标本,有些人在体内还埋下了微型实验装置。

有些外星人甚至直接同地球人性交,进行混血实验。矢追纯一在《外星人的秘密》一书第七章中说,巴西达米拉索市警备保险公司警卫安东尼奥·菲列依拉·卡尔洛斯,就曾被逼与一个红发女性外星人交配,生下一个男孩取名阿塞莉亚。当地报纸对此事进行过报道。

此外,更令人不可思议的是1991年塔斯社的一则报道:

1991年7月25日,人类首名太空受孕的婴儿顺利诞生。奇怪的是,这个"太空婴儿"的怀孕期只有9个星期,较正常情况快几倍,而又头颅特大,智慧奇高。据说该婴儿在一个月已懂得仰卧起坐,转身及说简单句子,除肺部发育稍不完全外,一切非常健康。

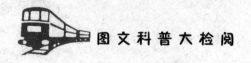

更奇怪的是,孩子的母亲,女宇航员泰莉斯科娃根本不知道自己从何受孕,她与另外4名女宇航员环绕地球飞行两个月后,都发现自己怀上了身孕,但其中4人决定打胎或流产,只有泰莉斯科娃顺利生产。

一名专门负责此事的专家称,由于身孕的源头是个谜,看到婴儿的人类模样,大家总算松了一口气。

泰莉斯科娃的宇航船于1991年4月8日升空,7月14日返回地球。在飞行期间,5名女宇航员都表示曾有阵阵暖意及快感,这或许与受孕有关。

在太空,在密封的宇航器里,人类男性是无法接触她们的,唯一可能的只有比人类先进得多的外星人。外星人与人类女性(或男性)性交生孩子显然是一种改造同化人类的实验。

在此,也使人联想起了欧洲的一群"外星后裔"。他们来自各地,但具有相似的外貌:尖尖的下巴,阔大的嘴唇,翘起的鼻子,且都智商极高,精力充沛,活泼好动,喜欢捉弄人。近年来,他们加强横向联系,多次在英国湖区集合,公然向社会各界宣布,他们是来自银河系之外的外星人的后裔,作为外星人与地球人的媒介,任务之一是当外星人再度来临时,不要再发生不愉快的事件。言之凿凿,令人不能不信。

由上可知,说人类源于外星不是空穴来风,也不是"几个神经不正常人的虚构"。

人类如何才直立行走

人类是自然界中唯一能够直立的动物。在广大的自然王国中，没有一种动物能够像人类那样直起腰板，挺起胸膛，抬起头来，没有一种动物能够昂首阔步地行走。就是人类的近亲黑猩猩、大猩猩、类人猿也只是偶尔地直立行走，而且还是佝偻着背，弯着腰，并且只是危险来临或争斗时才这样半直立行走。其他高级的哺乳动物，无论是食肉类还是食草类，都是四肢着地，头颅在前，低着脑袋，双眼向下。

人类的直立是非常早的。1978年，人类学家玛丽在坦桑尼亚北部地区发现了几个珍贵的足迹。他们产生于400万年以前。当时，由于非洲大峡谷的桑迪曼火山突然喷发，又下了一阵小雨，几个人类祖先在经过时留下了具有历史意义的足迹。从足迹看，他们已经能够直立行走。1924年，南非人类学家达特在南非发现的早期的人类祖先南方古猿，尽管其头颅还非常原始，但是脚和腿却比较进步，已经具有了直立的能力，他们的大腿骨，与现代人类相差并不大。1902年，荷兰人类学家杜布娃发现爪哇猿人的化石，推断爪哇猿人能够直立行走。但因为直立的脚和原始的脑袋之间的巨大反差而遭到种种反对意见，气得杜布娃把猿人化石锁在箱子里，谁也不让看。1929年，北京猿人洞中发现著名的北京猿人，他们的大腿骨已经很进步，而头骨低平，人类学家不能理解头骨和腿骨的这种不协调，就认为这里生活着两种不同的猿人，一种是进步的猿人，直立行走的脚是他们的代表；另一种是落后的猿人，低平的头骨是他们的代表。人类为什么会直立？这个人类学上的重要问题，有很多种假说。

一种是劳动说，或者称之为使用工具说。这种理论认为，人类祖先为了弥补体质上的不足,必须使用工具,必须解放双手;而双手的解放必须手足分工,手从行走功能中解放出来,直立有利于手的解放,以直立方式行走的类人猿在生存斗争中处于比较优越的地位,因此这种行为方式被大自然选择了下来。同时,使用工具又促进了直立行走姿势的确立。但是,对于这种理论,有些人类学家认为尚未得到化石证据的证明。在埃塞俄比亚阿尔法地区发现了最早的人类祖先化石"露茜",却没有发现其使用的工具或狩猎的化石证据。因此,这个理论,人类学界认为还只是一个假设。

另一个理论是美国肯特州立大学人类学家欧文·洛夫乔伊提出的携带说。认为人类祖先经常过着迁移性的生活,男性成员经常出去狩猎,寻找食物。他们的配偶也要经常地带着子女、携带食物进行迁移。女性成员迁移时要抱着孩子,带着食物,携带的能力越强,带的子女越多,食物越多,生存的机会就越大,自然选择中就越成功,就能有更多的后代。而四足着地的行走方式不利于携带食物和子女。直立行走可以用手抱孩子,可以用背背食物,在生存斗争中占有较大的优势,因此这种行为方式就被大自然选择了下来。

英国人类学家皮特·惠勒则提出了生理因素说。认为人类祖先生活在热带地区的开阔林地,那里阳光终年直射;光线强烈,气温很高。气温过高会影响大脑的功能,而直立行走的方式有利于防止高温对人体的损害,有利于保护大脑。第一,直立方式可以大大减少阳光照射在身上的面积,身体吸收的热量就大大减少。惠勒做了直立姿势和四足行走姿势接受阳光的比较研究。他发现,在中午,直立方式比四肢着地方式接受阳光的面积减少60%,也就是说,直立方式少吸收60%的太阳光热量。第二,直立方式也有利于散发热量。在接近地面的地方,因为地面和地表植被对气流有阻滞作用,大气的流动比较缓慢。风大空气就流通,热量就容易散发。直立以后,身体与地面拉大了距离,上半身远远高出于地面,身体周围的空气流速较快,就比较容易散发热量。第三,热带草原地区的地面长满了植物。由于植物的蒸发作用,近地面空间的空气比较湿润。人体水分的排泄与空气中的湿度有很大的关系。空气湿度大,动物身上的汗水就不易蒸发,热量散失就慢。越是干燥的地方蒸发越快,越是潮湿的地方蒸发越慢。四肢着地的动物由于比较接近地面,它们的汗水不易挥发,而直立则比较容易散发。

直立行走使人的头长在了身体的上方,使紧固在头颅上保持头颅稳定的肌肉减少,从而有利于大脑的发展;直立使他能够眼观四方,不再只望着地面,扩大了感觉器官接收的信息量,使大脑得到了丰富的信息营养,迅速地发达起来;直立也促进了手的解放,使手越来越灵巧有力,为它进一步的发展创造了有利的条件。所以,恩格斯认为直立是从猿到人过程中的具有决定意义的一步。

当然,事物有一利必有一弊。直立虽有不少好处,但又容易暴露自己,被食肉动物所发现。直立也使虚弱的下腹部暴露在敌人面前,容易受到攻击。直立也使跑动的速度慢了下来。四足行走的黑猩猩、狒狒的奔跑速度比人类快30%~40%。由于人类的直立行走姿势在进化上年代不够久远,进化还不够完善,也带来了一些新的问题。四足类动物的脊椎是拱形结构,而人类直立以后的脊椎是S形结构。从力学角度看,拱形结构比较稳定,S形结构需要强大的肌肉帮助固定。人类中间经常发生的骶棘肌痉挛、腰痛等疾病,可能与直立后提高了肌肉的固定功能有关。人类直立后,也引起了骨盆的变化,使原来的产道系统发生了改变,人类生育孩子会有长时间的阵痛,人类的难产率比较高,这可能也是直立所引起的新问题。这些问题,只能通过进化过程使各个器官进一步调适。进化不会达到尽善尽美的地步,进化常常要付出一定的代

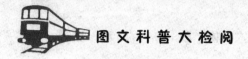

价。直立就是一个很好的例子。

人类祖先究竟为什么直立?解开这个谜还有待于进一步的考古发现。

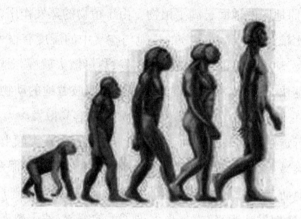

人类身体的构造与疾病

　　我们人体内的心脏、肺与肝脏等数量不少的脏器，为维持生命而努力工作着。这些系统一旦失常，就会让我们感受到胃痛或者呼吸困难、头痛等。我们从疾病这个观点来了解各种脏器，说明身体的基本构造，同时对疾病的症状和原因、临床治疗新知、预防方法等作简单明了的解说。

脑

　　人类的脑以其1200~1500克左右的质量在主宰精神活动的同时，又扮演了通过自律神经和激素来维持生命的角色。若从外侧看脑，可看到大脑和小脑膨大于背侧，除此之外，被隐藏着的部分称为"脑干"。大脑表面的皮质以凹沟或是凸起来增加表面积。在大脑中有固定区域负责承担视觉、听觉或运动指令等角色，在它们之间则有专责高度精神活动的联合区广为分布。

　　在小脑的表面也有许多细沟纵横，拓展了皮质的表面积。小脑通过内耳所负责的平衡感觉来调节眼球的动作，或者与大脑和脊髓作连接以便调节运动或姿势。位于大脑基部的间脑分为视丘与下视丘。视丘负责将脊髓等传来的感觉信息传递给大脑，调整大脑的运动指令。下视丘是自主与感情的中枢，负责调节脑下垂体的激素分泌。

　　位于间脑以下的脑干分成中脑、桥脑、延脑，能够调节对维持生命

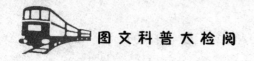

很重要的自律机能。

脑既维持生命,又负责语言机能的控制及精神活动。具有多种重要作用的脑部若患病,便会对人的生存构成威胁。从1951年到1980年,日本人死因的第一位一直是脑中风。其后虽然因为日常饮食的改善以及医疗的进步而使死亡率逐渐降低,但仍居日本人死亡原因的前3名。此外,脑瘤作为脑部的主要疾病之一,在日本每年会袭击1.5万人。

血液负责向脑输送能量来源——葡萄糖与氧气。脑是需要大量血液的器官,从心脏送出的血液有20%都会流到这里。脑部主要疾病脑中风是脑血管障碍的总称,可分成在颅骨内出血的颅内出血,以及堵塞住脑动脉的脑梗塞。颅内出血又根据发生出血的部位不同再细分为脑出血与蛛网膜下腔出血。脑梗塞根据血管的堵塞方式,主要可分为脑血栓和脑塞栓两大类。脑瘤是因为通过血液而将其他器官的癌细胞搬运到脑所致,这种转移性脑瘤约占脑瘤发生率的33%。

虽然因脑中风而死亡的人数有减少的趋势,但患者人数却在增加之中。这是因为医学进步使脑中风死亡的人数减少,但也因高龄化而使血管变弱的人数增加,导致脑中风人数增加所致。

在从前只要发作一次脑中风就可能丧命,但是现在却变为可治疗的疾病。例如动脉瘤是使用导管将白金线圈经胸部血管送至瘤中,然后进行将此白金与动脉瘤内的血液成分固定的治疗法等。

脑中风只要有过一次发作就很难完全恢复,因此平时的预防很重要。正常人若稍有一点征候或者年龄到40岁以后,就应该接受脑的健康检查,以便把握住自己的健康状态。脑中风是一项日常生活中关注程度越高则发生率越低的疾病。

脑瘤以早期发现、摘除肿瘤为基本原则。从前一直都以手术会对正常组织造成影响为由,而将位于脑部深处或是在血管周边的肿瘤切除手术视为难题。如今一种称为"伽玛刀"的尖端治疗法，或者"电子成像局部放射线治疗装置"等，都让它的治疗成为可能。

心 脏

　　心脏是一个质量为200~300克的袋子，它不休息地重复搏动，将血液送至全身的血管。1次心搏出量约为80毫升，每1分钟搏动70次左右则约有5.5升，以此推算，一天就大约搏出8000升的血液。

　　为了能调节心搏出量，有三项构造控制调节机能。第一个构造是心脏本身所具备的性质。心脏在血液大量流回时就会自动增加搏出量，这是因为心肌细胞具有越被拉长其收缩力就越强的性质。

　　第二个构造则为自律神经的刺激。在心脏分布着"交感神经"和"副交感神经"，二者不停地刺激心脏，而根据其刺激强度的改变，就能够调节心搏数和心肌的收缩能力。

　　第三个构造是由内分泌腺所分泌出的激素所形成的。激素也和交感神经一样具有调节心搏的作用，当甲状腺激素分泌异常多的时候，心搏就会受到影响而变快。

　　以下探讨在与癌以及脑中风并列为日本人三大疾病之一的心脏病中，症状较轻微的狭心症和症状较严重的心肌梗塞。心肌梗塞的特征为在胸部的中央突然有被绞住或是被压迫住的感觉，这种疼痛至少会持续15分钟到数小时，甚至一整天。与暂时性血液流量减少造成的狭心症不同，其疼痛会持续下去。发生狭心症时只要保持安静，多数情况下不久就能逐渐恢复，但是心肌梗塞在1次发作中，大概每4个人之中

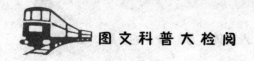

就有1个人会死亡。

像狭心症或者心肌梗塞等心脏病,以供给能源给心脏的冠状动脉堵塞为原因的情况居多。造成冠状动脉血管壁堵塞的元凶,就是被称为"血栓"的血液凝块。

一般来说,血栓堵塞的起因是动脉壁因高血压或者高胆固醇等而变窄所致。在变窄的场所受到被低密度脂蛋白的血中蛋白质侵入,而使动脉壁逐渐肥大、硬化。

以狭心症的治疗来说,首先让人想到的治疗法是将冠状动脉拓宽,使血液的流量变多,或者使用让心肌代谢变好的药物等等。而为了防止血栓形成并造成心肌梗塞的危险,就得使用抗凝结药。一旦发现患了心肌梗塞,一定要分秒必争地尽早到设有CCU(冠状动脉加护中心)的专门医院,进行将血栓溶解的处理。

改善从狭心症到心肌梗塞症状的手术疗法,有称为"PTCA"(经皮冠状动脉形成术)的方法,这是在冠状动脉中插入附有气球的导管而将血管扩张的办法。在日本国内每年有10万个左右的病例使用这种治疗法。但是这种治疗法也有缺点,有30%~40%的患者在手术后3~4个月,又会再次形成血栓。于是现在就改成采用将称为"移植模"的金属制支撑物埋入冠状动脉中的方法,这种方法遇到的问题是如何克服移植模的排斥反应。

胃 肠

胃的形状相当奇怪,从与食道相接的贲门到与十二指肠相连的幽

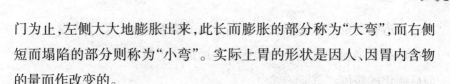

门为止,左侧大大地膨胀出来,此长而膨胀的部分称为"大弯",而右侧短而塌陷的部分则称为"小弯"。实际上胃的形状是因人、因胃内含物的量而作改变的。

即使将胃切除也不会影响生命,但是会造成进食时无法吃下相当数量的食物而出现日常生活上的不便。胃所扮演的角色是暂时储存吃下的食物,然后一点一点地送往小肠中。因为在储存期间不能让食物腐坏,所以就有作为蛋白质分解酶的胃蛋白酶及胃酸来负责进行消毒与杀菌。能够在具有强酸性的胃液中存活的细菌几乎是不存在的,可是已经知道一种称作"胃幽门螺旋杆菌"的细菌能够侵入胃壁存活,最近发现它是形成胃溃疡等消化性疾病的主要原因,因而备受瞩目。

和欧美各国相比,日本人胃病的患病率较高。但近年来因为生活方式欧美化,使肠道疾病也急速增加。至于食道方面,食道癌的增加也是不容忽视的。

这几年发现胃病最主要的元凶是胃幽门螺旋杆菌。从前认为慢性胃炎或胃、十二指肠溃疡是因为精神紧张或胃酸过多引起的,但现在已经清楚地知道是因胃幽门螺旋杆菌感染所引起的。溃疡的复发率因胃幽门螺旋杆菌灭菌药的根除治疗而明显下降,难治的溃疡也因灭菌药的使用而使治愈率明显升高了。

此外,胃幽门螺旋杆菌也被认为与胃癌有很密切的关系。日本人常见的胃癌以伴随着胃黏膜萎缩、肠皮化生(变成和小肠黏膜相同的构造)居多。这可能是因为胃幽门螺旋杆菌会诱导萎缩或者肠上皮化生,然后又与癌的发病有关所致。

在肠的疾病中,以大肠癌的增加特别引人注意,这是因为动物性脂肪摄取增加所致。溃疡性大肠炎、克隆氏病或不明原因的发炎性肠病患者也增加很多。

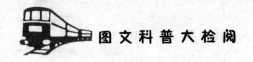

食道癌与烟、酒、过热饮食等刺激物的摄取有关。胃内含物逆流到食道中引发逆流性食道炎的病例也在增加。也有在发炎后使黏膜变性而后癌化的病例。

在食道炎或者胃炎、胃及十二指肠溃疡的治疗中,以使用第二型组胺拮抗剂或者质子泵抑制剂等抑制胃酸分泌的药剂为基础。若发生反复发作的情况,一定要检查有无胃幽门螺旋杆菌感染,若呈阳性的话,就必须施行灭菌根除治疗。

癌的治疗以外科手术摘除肿瘤为原则,若癌属早期,则有近100%的治愈率。特别是范围局限于黏膜内或者黏膜下层的癌、大小在2厘米以下没有转移到淋巴结的情况下,也有不作剖腹手术而仅以内窥镜进行治疗的可能性。

对于表面隆起的息肉状癌,则以钢丝套圈套于其上,然后通上高压电流加以电烧摘除。如果是表面平坦或者陷下去的癌,则在癌症病灶的黏膜下方注入生理盐水,使其鼓胀起来,然后再套上套圈将它烧除。以内窥镜治疗时,患者的负担轻,也可缩短住院时间。

患胃或肠的疾病时,会产生腹痛或者胃部不适、食欲不振等各种症状。仅从单一症状很难确定究竟是何种疾病,也有些癌症几乎完全没有自觉症状。所以平时就要定期接受健康检查,或者只要稍有一点可疑的症状就马上接受检查是很重要的。

肝 脏

肝脏是人体最大的脏器。普通的脏器只有动脉和静脉两根血管,

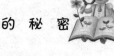

但肝脏中却有3根血管出入。肝脏一边接受许多血液,一边在消化系统中担任很重要的角色。

肝脏的功能很广泛,特别重要的角色有两个:一个是将在肠中被吸收、再通过门静脉进入肝脏的养分中的葡萄糖转换为肝糖,或者制成血液中蛋白质的白蛋白,成为与营养有关的角色;另一个是担任将身体不要的物质分解、排出到胆汁中,成为与排出有关的角色。胆汁的重要成分是胆红素,由红血球的血红素生成,如果不能顺利将它排出的话就会成为黄疸,造成全身变黄。

即使以外科手术切除一部分肝脏,或者因病使得一部分肝组织死亡,都可因肝细胞的增殖作用将原来的组织几乎完全再生出来。但若是重复发炎而造成伤害之后,就会失去肝细胞而使结缔组织的纤维增加,这就是所谓的"肝硬化"状态,此时肝脏的组织就无法恢复成原来的状态了。

以下探讨以病毒或日常饮食生活为主要原因的常见肝病。日本人经常患的肝病是由肝炎病毒所引起的,肝炎病毒中主要看通过血液感染的B型肝炎病毒和C型肝炎病毒,以及经口传染的A型肝炎病毒。除此之外,还有D型、E型等等,但是患病几率非常低。虽然肝炎一般是以上述病毒为原因而引起的居多,但是也有因酒精或者药品等所引起的肝炎。

肝炎是病毒侵入肝细胞中,而想要排除病毒的免疫细胞却破坏了肝组织而造成的结果。肝细胞被如此持续地破坏下去的状态称为"慢性肝炎"。慢性肝炎持续发展,在肝脏中形成纤维而后变硬,就成为"肝硬化"的状态,这个过程在大多数情况下是在没有自觉症状的过程中加重的。肝癌多数是从肝硬化演变而来。

不同于慢性肝炎的症状是急性的急性肝炎,或者过程非常激烈的猛爆性肝炎,这些会带来急剧的食欲降低以及疲劳、想吐,有时甚至还

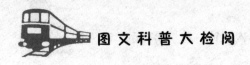

会产生意识障碍。

以"身体很虚"、"没有食欲"、"想吐"等为主,肝病还有各式各样的症状。随着病情的加重,也会有像眼睛变黄、尿变成茶褐色(黄疸),或者在食道或胃静脉处有瘤产生并容易出血等症状。有时还会有腹部鼓胀(腹水)、脚浮肿,严重的还可能会失去意识(肝昏迷)。此类肝病的最大问题是在初期阶段没有自觉症状,因此必须定期检查,以早期诊断(血液检查等),早期发现,这是很重要的。

肝病的基本治疗方针是要让流往肝脏的血液流动变好,因此避免过度运动、保持安静是很重要的。不过脂肪肝的情况却是例外,反而必须作运动。有关饮食的误解也很多,除了猛爆性肝炎或者末期的肝硬化之外,肝病的治疗以摄取充足的能量(蛋白质)为重点。病毒性肝炎,其中又以B型和C型肝炎的治疗,以"干扰素"之类的抗病毒剂最为有效。但它必须根据病毒的种类或症状,再和其他的免疫抑制剂作组合方可进行治疗。

肺

通往肺的气道,从位于喉咙前方的喉头开始,经过穿越脖子与胸部的气管,而后连接到左右分支的支气管去。支气管在肺中再分支,然后与像整串葡萄般的肺泡相连。

大部分气管和粗支气管壁均被软骨围着,保护内腔不易被压扁。支气管在进入肺之后,管壁的软骨就会逐渐变小,改成被平滑肌包裹住。支气管的平滑肌是用来调节进入肺中的空气流向,但是当有过敏反应等很激烈的收缩时,就会形成支气管气喘,使呼吸变得困难。气管或者支气管内壁黏膜被长有纤毛的上皮细胞覆盖,会将被黏液捕捉住的小型异物或者细菌送往喉咙。

控制空气出入是肌肉的作用。包含胸部骨骼的胸廓有将骨头往上抬而使胸部扩张的肌肉以及相反地将骨头往下压的肌肉。通过胸部与腹部分开的肌肉性横膈膜的收缩以及腹壁肌肉的收缩来控制空气的进出。肺的表面被很光滑的胸膜包围着,当胸廓或者横膈膜在动作时,整体就会扩张开来。

有关肺癌的治疗是将小细胞癌与除此以外的癌分开来考虑。发生于粗支气管的扁平上皮癌,或者发生于末梢的腺癌与大细胞癌,只要癌病灶是局限在胸腔内部能够完全切除的情况,就以外科手术为根治性的治疗法。其他像已经转移或者无法完全清除的情况,可以采用放射线疗法或者投予抗癌剂的化学疗法。在小细胞癌中虽然有一部分的早期癌也能够以手术切除,但原则上是以化学疗法为中心。小细胞癌的发展速度很快,也很容易转移,是一种极为恶性的癌症,但是对于抗癌剂的反应很快却是它的特征。不过,虽有暂时性的效果却也很容易再发作,所以通常会同时进行放射线的照射。

在放射线疗法中使用重粒子射线或质子射线的治疗目前正在临床试验中。和 X 射线相比,粒子射线对正常细胞所造成的影响较少,能对癌细胞做重点攻击。

虽然肺癌是很难治愈的癌症,但是只要能够早期发现、完全清除,就有完全治愈的可能。

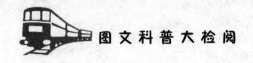

免疫与过敏

人体以"免疫"作用来防御病毒或细菌的攻击。免疫的主角是称为"抗体"的蛋白质,会与特定物质作特异性结合,与抗体结合的特定物质是"抗原"。

免疫系统会对不是自己身体成分的所有抗原准备好抗体,它也会因应侵入体内的抗原种类而大量制造出某种特定抗体,负责担此重任的是存在于血液和淋巴液中的淋巴球。淋巴球是在骨髓的造血组织中和其他血液细胞一起生成的。

淋巴球对抗原进行辨识的场所是在位于左上腹的脾脏、位于淋巴管途中的淋巴结以及位于消化管或呼吸器的黏膜等的淋巴组织内。侵入身体的异物首先被淋巴组织中的树状细胞捕捉住,其成分和在身体中原本就具有的组织适合性抗原一起被提送到树状细胞的表面去。作为淋巴球之一的T细胞的一部分或者制造出抗体的B细胞在其周围集中,以白血球介素等物质一边互相刺激,一边进行分裂来增加特定细胞的数目,而后制造出能够对抗被提送的抗原的抗体。同时,如果免疫系统显示出异常反应的话,就会产生各种过敏的症状。

过敏是为了要保卫自己的身体不受细菌或病毒等异物侵袭时所产生的抗原抗体反应过度所发生,反而使活体带来障碍的现象。

当异物(抗原)侵入体内,就会产生与它对应的抗体。抗体由"免疫球蛋白"形成。依分子构造及大小分成lgG、lgM、lgA、1gD、lgE五种,其中引发过敏的主要原因是lgE抗体。lgE抗体附着于经常可在黏膜或皮肤上见到的肥胖细胞的表面上。如果该处与花粉或屋尘等会成为过敏原的抗原结合,那么肥胖细胞会引发解粒现象,而后释放出组胺或白三烯素等化学物质。组胺有让微血管扩张、肌肉收缩或刺激神经等作用，这些反应若发生在气管就成为气喘，发生在皮肤就成为荨麻疹，发生在眼睛或鼻子就成为花粉热，会有各种过敏症状出现。

支气管气喘是代表性的过敏性疾病，它也是在呼吸器疾病之中患者数最多的疾病，其典型的症状是在每次呼吸时都会发出"咻咻"的喘鸣声及呼吸困难。发作时会伴随着咳嗽和痰，大都是在半夜到天亮之间发生。气喘之所以可怕，在于它和其他的过敏不同，可能会因为发作而导致死亡。只要在还只有夜间的轻微喘鸣与咳嗽、有痰的阶段就开始治疗，便能防止恶化，但如果放置不管，就会产生呼吸困难，而后病症会逐渐变重。

气喘的治疗是根据症状的不同来使用抗过敏药或者支气管扩张剂、类固醇等的，在重症的情况下，有时也需要住院治疗。气喘药要在既定的时间服下既定的剂量，不在症状变轻时就停止服药是很重要的。在初期阶段就彻底地进行治疗，如果长期不发作，就有痊愈的可能。

一般认为过敏性疾病的遗传因素很强。在有气喘的家族中，气喘的患者特别多。如果家族有异位性皮炎遗传的话，异位性皮炎的患者也会很多。而在职业上和特定的过敏原(例如小麦粉、漆等)接触机会多的人，患过敏性疾病的可能性也会增高。

疾病预防

上面所举出的疾病，大多数是属于所谓的"生活习惯病"。也就是说，只要控制生活习惯就能够抑制发病。

脑中风或者狭心症、心肌梗塞等，是与动脉硬化有关的疾病。脑中风可分为脑血管破裂的脑出血，以及脑血管被血栓堵住的脑梗塞两大类。过去因为盐分的摄取高，优良的动物性蛋白质也无法充分地摄取，使血压变高而造成血管变弱，因此有许多脑出血病例。现在虽然盐分

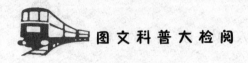

的摄取量减少,但是动物性脂肪的摄取量增加,使得动脉硬化的病例逐渐增加。虽然狭心症和心肌梗塞也是近年才增加的疾病,但其原因可说是相同的。

从全球的角度来看,血液中的胆固醇值上升,与狭心症或心肌梗塞的发病率成正比关系。日本人的胆固醇值也在逐年上升之中,特别是在年轻人这一代,这种趋势很明显。从脂肪摄取这点来看,特别是小孩的日常生活饮食,有偏向于喜欢汉堡或者炸猪排等高脂肪食物的倾向。在医学上,若是携带胆固醇的LDL(低密度脂蛋白)值达到140mg/dL的话,就可明显地见到狭心症或心梗塞的增加。

同时,从动脉将胆固醇运回肝脏的HDL(高密度脂蛋白)值则是越高越好,可以通过运动来提高它的值。有人研究出一天的步行数与HDL值之间的相关数据,但只要每天在5000步以下的话,HDL值就会落到40mgdL以下而呈危险状态。饮食习惯和运动在预防疾病上扮演着很重要的角色。

其他会成为疾病原因的生活习惯,还有精神紧张、吸烟、酒精的摄取等等。不管是哪一种,只要控制生活习惯,就有抑制疾病发作的可能性。

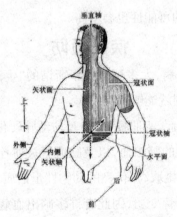

人类大脑进化

近10年来,全球信息总量爆炸性增长,世界上每过1小时即产生20项新发明,每过1年就会新增790万亿条信息。世界发生着翻天覆地的变化,人类将进入经济全球化、知识密集化、信息网络化的知识经济时代。专家估计,20世纪下半叶人类发明的电子计算机,对人类的贡献惊人。仅在美国,每年由计算机完成的工作量可代替4000亿人的劳动。由于当代科学技术的突飞猛进,人类一年创造的财富是20世纪初的19倍。

人类是否会以近10年来的速率,继续创造发明,越来越聪明?是否会随知识、信息的加速度增长,聪明程度也会加速度提高?

以研究未来学著称的一个英国科研小组提出,人类大脑的进化已接近极限。也就是说,如果不借助外来因素,未来人类不会比现在人聪明很多。这个科研小组根据他们给出的人类大脑进化数学模型,分析指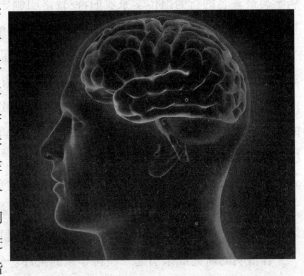出,人的神经元数与神经网络规模,决定人的大脑接受、处理、利用信息的能力,也就是决定人的聪明程度。而人的大脑的脑容量是所有灵长类动物中最发达的,其中包括100亿到1000亿个神经元与100万亿个神经元之间的连接线路。由于直立行走,大脑处于供血的心脏的上方,限制了大脑调动全部神经元与连接线路的能力。该模型认为,人类目前只能使用大脑最大的信息处理能力的20%,如果超过这一极限,大脑会出现供血不足的现象。只要未来的人类直立行走的模式不变,这一情况好不到哪里去。

但也有科学家不同意人类聪明已到极限的悲观主张。认为在知识经济的时代,人类接受与处理信息能力的极大提高,会促进大脑进化出现结构性变化。人的不同区域的神经元与神经网络可能出现进一步分工,以提高信息接受与处理效率,这很可能使未来的人类比今天的人类聪明得多。

还有科学家从人类基因的角度探讨人类聪明问题。英国伦敦精神病学会最著名的行为遗传学家罗伯特·普洛明领导的研究小组,研究了智商悬殊的300多人的遗传基因——脱氧核糖核酸(DNA),从被试者身上采集到的细胞,已作为永久性活体培养基因存了起来,以供随时从中离析出任何与智能有关的基因。研究小组报告指出,基因对个人在智商测验中的智力差异产生约2%影响,这一比例虽然微不足道,但对人的聪明程度与智力遗传产生很大的作用。人的聪明程度与智力遗传取决于许多不同的基因,其数目可能多达100多种。普洛明强调,基因在人们的智力方面扮演较环境更为重要的角色,"教育固然使他们的智力大为改善,但他们的差异多半是由基因造成的"。按照普洛明的研究成果,基因限制了未来的人类比今天的人类加速度地聪明起来。

普洛明的研究成果引起一些科学家的批评。分子医学会会长哈珀教授在《行为遗传》杂志上著文,认为普洛明研究会导致人们为追求聪明的后代在缺乏科学依据情况下对胚胎与胎儿进行"基因筛选",因而是不可取的。由于科学界的异议,英国医学研究委员会决定暂缓考虑对普洛明的研究小组追加数百万英镑的科研经费。

近年又有学者用重大创造发明衡量人类聪明程度,认为人类的重大发明基本上已到极限,科学发展已到终结阶段。但这一观点很快遭到众多学者的批评与否定。持乐观论的学者甚至认为,从人类长远的未来来看,今天的科学水平远未成熟,还只是处于相当幼稚的阶段。

人类聪明究竟是否已到极限?人的智力是否真像人的100米短跑速度与人的跳高高度等已近体力极限?这一大难题在21世纪是能作出满意的答案的。

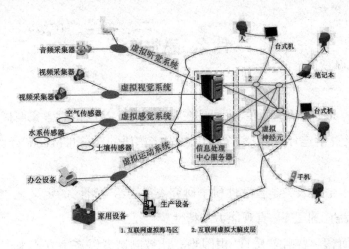

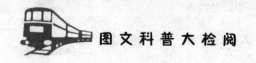

人类感性之谜

喜怒哀乐是人的"感性",人有时"心情舒畅",有时"兴奋不已"。最近,探索人类"感性"之谜的科学研究十分活跃。有的企业致力于开发可以让人放松的衬衫等"感性"商品。似乎"感性"能够给人带来舒适惬意的生活,但科学家在多大程度上解开了"感性"之谜呢?

什么"感性"

日本最早出现"感性"一词是在明治时代。当时的哲学家西周在一本名为《百学连环》的百科全书中最先将德语的"sinnlichkeeit"译为"感性"。

日本生理人类学会感性科学研究委员会给"感性"的定义是:"语言所无法表达、非逻辑、直观能力的特性。"

然而,客观测试"感性"很困难。让被测试者以文字方式来表述直觉或是接受采访,其在表述时要进行思考,因此可能与真实的感受存在差异。目前,感性的测试方法还没有什么标准。实际上,研究人员已经尝试在不刺激被测试者的前提下观察其血压变化和大脑活动的情况,以解开"感性"之谜。

图像与人

森林综合研究所4年前建了一个长、宽、高各约3米的人工气候室，设法使之成为外部的杂音和气味不能进入的空间。在人工气候室里，该研究所生理活性研究小组组长宫崎良文让被测试者观看各种各样的风景，观察他们的各种反应。

在漆黑一片的人工气候室里，研究人员让13名20多岁的男生观看"巴黎郊外的森林图像"，对其显示大脑活动情况的大脑血流量和血压变化等进行了测定。结果，被测试者的大脑血流量和血压变化最大时分别比观看图像前下降了2%和5%。得出的结论是，被测试者在观看图像时大脑处于放松状态。

根据"非常愉快"（正6）到"非常不快"（负6）的13个等级，测定被测试者对图像的感觉，平均值为正时，愉快程度很高。可以说，被测试者的认识与生理反应是一致的。

心灵沟通

也有被测试者讲述的印象与生理反应不一样的情况。该研究所与三德利公司联合进行了一项试验，让另外10名男生品尝少许普通威士忌和用杉木酒桶储存的威士忌，不告诉被测试者这两种威士忌有什么不同。

试验结果，所有被测试者的回答都是"没有觉得味道有什么不同"，在喝下威士忌后，他们的大脑血流量立即增大，血压迅速升高。然而，

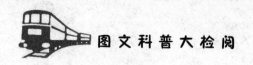
大脑血流量和血压恢复正常值的平均时间,喝普通威士忌需要45秒,喝混合威士忌只需20秒。宫崎先生推测:"这也许是因为混合威士忌中含有杉木的香味,被测试者便自然而然地感到心平气和。"

不久前在东京举行的一个讨论会上,东京家政大学教授市丸雄平呼吁大家用心去理解不能表达心情的患者的感性世界。

有一名患者因缺氧脑病而导致身体瘫痪,不能表达自己的心情。市丸对这名患者的心率及脑波进行了24小时监测。监测数据显示,在亲人前来探视的傍晚时分,患者的大脑活动活跃起来。此外,患者的心率上午有两次急剧加快,与患者的病历对照,发现这与患者流泪的时间是一致的。

市丸说:"这名患者的角膜混浊,有时不知道他是醒了还是睡了。但是,探病的亲人会说一声:'你睡着了,我回去了。'这是因为亲人感觉到了什么,知道患者已进入梦乡。我们对没有反应的人往往容易粗心大意,用心去对待他们很重要。"

感性产品

如今,在商品开发中融入"感性"的动向活跃起来。大阪GUNZE衬衫厂1999年推出一种男士衬衫,反复洗涤后依然柔顺舒适。对试穿这种衬衫的6名男性的脑波和心脏跳动情况进行调查后发现,与身穿普通衬衫相比,他们身穿这种衬衫时大脑活动更加活跃,身体更加放松。

据日本生理人类学会统计,20世纪80年代以感性为题的论文每年只有10篇左右,近几年增长了9倍。该学会约1000名会员中有众多企业界人士。但是,什么东西引发感性,大脑等身体器官在什么机制下发生变化,有关感性本质的研究几乎还处于空白状态。

该学会会长、文化女子大学生理人类学教授佐藤方彦指出："感性研究尚处于起步阶段，但最终将揭开人类感性之谜。在服装和医疗等各方面考虑人的感性因素至关重要，对人类生活很有意义。"

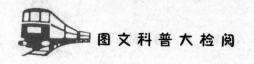

人类的思维

如果有人说，"我也许对艺术不甚了解，但我知道自己喜欢什么"，那他们可能是在谦逊地表明自己对伟大作品的欣赏，对深层理论的无知。在这种情况下，他们知道的东西肯定远远超过自己意识到的程度。

越来越多的人持有这样的观点：所有的人类活动——从艺术和音乐到语言、文学和建筑学——都是人类大脑组织的产物，并遵循其规律。这种观点认为"对人的研究"是一门独特的学科。

正是这一点才使伟大的美学作品恒久不衰。因此，莫扎特才能在他的歌剧中如此精确地表现自己——以及我们——并深刻描绘人类的动机和无理性。

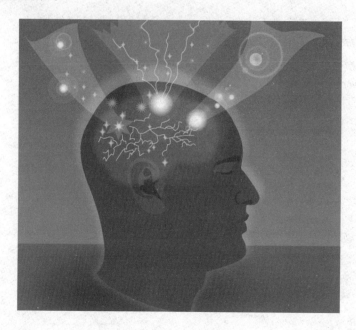

神经美学

　　莱奥纳多·达·芬奇能像他使用画笔一样,用解剖刀精妙地揭示人类的本质。他对解剖图的精确绘制比得上他"渲染层次"的技巧,使人的面部"布满"人类思维的奥秘。

　　这个"人类思维"就是神经美学协会想要揭示的东西。不久前,该协会的首届国际会议在加利福尼亚州伯克利举行,汇集世界各地的学者和科学家加入联合探索的行列——各领域知识的汇合。

　　人类差不多一踏上进化的舞台就成了"艺术家"。洛杉矶加利福尼亚大学通信研究领域的教授弗朗西斯·施特恩说,史前艺术并不"原始",而是"代表了人类在探索世界的过程中,头脑中显著存在的特征"。这意味着,艺术和科学在人类形成之初就联系在一起了,这种现象如今被称为神经美学。

　　从人类形成之初开始,获取知识最有效的手段就是观察——这也许能解释为何大脑三分之一的部分专司视觉功能。伦敦大学学院神经生物学教授泽米尔·泽基是神经美学协会创始人,他在对大脑视觉神经的研究中证明,伟大的艺术家在作品中不自觉地暴露和表现了大脑的生理机制,运用了大脑堆砌意识图像时使用的相同的基本视觉材料。

　　这是联系我们大脑内部世界与外部世界的基本线条,无论它是反映于画家的画布、小说的书页、乐谱、建筑图纸,还是数学问题。

　　例如,伯克利加利福尼亚大学的语言学教授乔治·拉科夫借助神经科学手段分析语言,解释我们如何通过比喻的手段"计算"数学。

　　在我们的头脑之中,数字是精确的位置,加减符号是在空间前后移动的方向。通过使用大脑理解复杂概念时采用的类似方法,我们能够

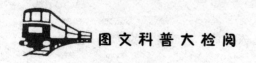

提高数学和其他学科的教学水平。

拉科夫说,同样,当政治修辞利用这些抽象理论时,它在选民的群体理念中会留下持久印象。

丹麦奥胡斯大学教授佩尔·奥耶·贝多芬说,音乐自然也在利用我们的神经机制,使之成为真正的通用语言。这就是贝多芬的《第九交响曲》能感染我们所有人的原因。

比拟性思维

聆听和表演都涉及比拟性思维,大脑控制语言的区域用于理解节奏,而控制视觉的部分则想象音调。后者以象征实在的"高"的东西的图像来高音,而以相反的图像想象"低音"。大脑右侧还有一个区域(颞叶),其任务是以比拟的手段将音符串在一起,帮助我们识别旋律或音调。

大脑中有在不和谐音乐刺激下产生不悦情感的区域,相反,也有对愉悦和谐的音乐作出反应的特定区域。根据这种普遍的工作方式,我们自然会以情绪的高涨和低落来解释听音乐时的反应。

音乐确实拨动了我们的情感之弦。恐惧、喜悦和悲伤引发了脉搏提高、呼吸加快和心跳变化等相应的心理变化。这种从神经生物角度作出的证明使音乐治疗名正言顺地列入了科学领域。

正如泽基所说,瓦格纳的说法——你不必理解歌剧的歌词,因为他的音乐已经将其表现得淋漓尽致——与如今人们所说的科学思维是完全一致的。

大脑活动

日本大学神经生物学教授齐田英男对大脑深层观察和描绘方式进行的研究,使艺术界对艺术家承担的最困难的一项任务有了非常深入的理解。

齐田教授发现,猴子(其视觉系统与人类相似)具有一些神经元,其任务是将特定的视觉深层暗示(例如,底纹、纹理)与线性透视图相联系。齐田说,塞尚通过描绘大脑使用的"相同"线索,无意间展示了这一点。将他的《圣维多山》与雷诺阿的类似作品相比,你的大脑会发现其中的差别。

更为显著的是,齐田与泽基的研究为艺术历史学家提供了精确的工具,来准确地解释古代艺术家和艺术运动的技巧和意图。

巴斯德研究所的让一皮埃尔·尚热的研究更进一步,深入到分子神经生物学,旨在确定大脑中的哪些分子导致了大脑对艺术的情感注视。

他以额前脑皮层(大脑的前部)为例指出,随着该区域在人类进化过程中慢慢变大,人类的艺术活动也在增强。他说,这个区域的机能障将导致对意义和情感内容的理解困难,使我们对经历的事情作出支离破碎的冲动判断。

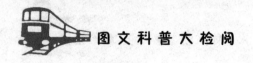

人的灵魂

"人是否有灵魂"这是已经争论300多年的问题。在现代汉语词典里,把灵魂解释为思想、人格,而只有迷信的人才认为灵魂是附在人躯体上作为主宰的一种非物质的东西,灵魂离开躯体后人即死亡。而1963年获得生理和医学诺贝尔奖的约翰·艾克尔爵士却始终认为:人是有形和无形精神铸成的奇妙化合物。但大多数人认为,任何生命的构成都是各种电磁粒子陨击力的结果,也就是说,由无数微粒抛射出电磁粒子的陨击形成相互作用而构成的。人之所以能按自己的意志行事,是由于大脑发出的电磁粒子陨击力迫使沿途的微粒向相对受力最强的反方向运动,由此引起的连锁反应的结果。大脑能发出电磁粒子是由于大脑组织有序化程度较高,因而能有效地截导来自体内外的电磁粒子,使之比较集中地向一个方向发射。人的体温和健康状况也取决于人体组织截导外界电磁粒子的能力,以及外界作用于人体的电磁粒子陨击力强弱。总之,人体及其生命体都是靠截导外来电磁粒子获得生存和发展的。所谓灵魂,就是这种在人体内可以形成相互作用和传递能量的粒子,它们在体内可以借助液晶和神经组织形成传导系统,成为所谓的"灵魂"。

然而,上述有关"灵魂"的概念如何解释"灵魂脱体"、"灵魂附体"一类的现象呢?

我们在《超越理智的NDE现象》一节中,介绍过人的"临终奇遇"现象,即许多人所说的"灵魂脱体"。

在众多的有过NDE现象的人的描述中,大多有看到自己漂浮在自己的身体之上,看着医护人员忙碌……就如丹麦科学家伊曼努力埃尔·

斯维登堡对自己脱离身躯的体验的描述一样："我被逮到了无感觉(就肉体感觉而言)的状态之中,这样也就几乎进入了濒死者的状态,然而带着思想的内在生命却依旧是完整的,这样我便看见和记住了发生的事情,以及发生在死而复生者身上的事情。……我尤其看见了心灵,也就是我的灵魂,被拖出和拉出了肉体。"

对于这种灵魂脱体的现象,有的医学家认为,人临死前的缺氧和二氧化碳增加往往是导致该现象产生的重要因素。也有心理学家认为,垂死的人往往会触动一个隐藏在大脑深处已久时"贮存节目",因而演幻出一段奇遇。也有人认为,一个人死后是以何种形式存在,完全取决于他生前的素质和死亡原因。所谓死亡,也就是大脑发出的电磁粒子陨击力因某一通路受阻而不能统治体内的细胞,或者因大脑的电磁粒子紊乱打扰了正常工作的器官节律。甚至与某一部位发出的电磁粒子造成相斥作用,破坏了内部细胞的秩序,使之失去应有的功能而造成人体组织代谢紊乱而致死的。心脏猝死就是基于后面的一种原因。

然而,这些都不过是假设而已,作为人的一种精神内在奥秘,作为生命过程中的一种奇特现象,人们正期待着正确的答案。

至于"灵魂附体",则是一种更为奇特的现象。

在巴西南部一个偏远的矿区小镇孔戈尼亚斯,有位叫阿里戈的农民,他虽然只受过粗浅的教育,但却具有非凡的本领。阿里戈为病人动手术,不用麻醉,不用消毒,随便拿起一把水果刀,哪怕是菜刀,就手到病除,并且也不缝合,还不流多少血,刀口就自然愈合。

1968年8月,曾获美国西北大学医科学位的亨利·普哈利其带一位助手来到孔戈尼亚斯对阿里戈的事迹进行深入研究。他们随意选定1000名病人,发现有545名带有病历卡,而阿里戈对其中518名病人的口头诊断,95%与病历卡完全一致。

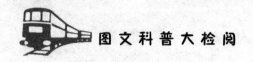

罗斯福医院前精神科主任罗伯特·莱特劳医生,拍摄了阿里戈做手术的实况,发现阿里戈施行手术时,脸部表情完全不是正常状态,手指的动作惊人地敏捷而准确,就是他的头与眼睛转向别处时,仍然正确无误;开刀的切口,能自己"黏合";阿里戈的手术熟练程度,超出受过相当高级训练的外科医生。

阿里戈的事迹在巴西几乎家喻户晓,在美国也很有名。阿里戈对自己的本领解释说:有几个医生的魂附在他身上。尤其是一位1918年去世的叫阿多尔福·弗里茨的医生,做过许多手术,是他口授了那些他笔录得很快的复杂处方。

上述事例是不能用迷信两字就能轻易否定的。

那么,人到底有没有灵魂呢?

有人认为,生命与非生命之分,其实质是存在形式不同,而我们现在的生命是以一种"极不合理"的形式存在着,即身上有许多本来可以舍去的累赘。当人体中那部分电磁粒子构成的真性生命没有遭到破坏,又不能修复那部分由肉体构成的躯体时,它必须与肉体脱离,以另一种形式存在,同样它也可以再回到躯体。然而这仅是推测,究竟怎样,还是一个谜。

人的幸福感

科学家经过10年研究发现,一个人是乐观还是悲观,不是后天养成的习惯,而是与生俱来的。幸福感隐藏在大脑的左半球,这是由美国麦迪逊威斯康星大学神经生物情感实验室主任戴维森领导的一组专家得出的结论。他们调查了1000多名志愿者,发现像乐观、精神振奋和充满希望等情感都集中在大脑的左半球。右半球则集中了抑郁、懊丧等情感。因此,凡是悲观者和有自杀念头的都是大脑右半球发达的人,而乐观主义者则是大脑左半球发达的人。这可是一个重大发现,大脑的两个半球居然控制着截然不同的情感。孩子从落地发出第一声啼哭起,就开始了大脑皮层的积极形成过程。所以最初的72小时对他今后的情绪形成是十分重要的。科学家为了弄清孩子今后是乐观主义者还是悲观主义者,拍摄了孩子和母亲的脑造影照片并进行研究,他们发现左半球发达的只占总人数的30%。

科学家是怎么发现这一现象的呢?最近50年来心理学家看到了一个奇怪的现象,患者的抑郁症治愈后情绪依然不高,依然不感到幸福。这是因为他们没有幸福感。

科学家认为,人的性格是由大脑半球的发达情况决定的。对于同样的事物,人的反应是不同的。有的人即使碰到非常不顺心的事也不会一蹶不振,有的人只要遇到不称心的事,哪怕是极小的事,就会萎靡不振。

科学家做了试验。他们让接受试验的人坐在与外界隔绝的计算机终端小屋里,脑袋上固定了100多个电极,这些电极传递由隔壁房间里的计算机发出的信息,它们传递的信息包括没有情感的城市风景和鲜

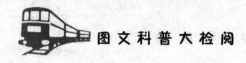

血淋淋的尸体。电极同时接收大脑各部分的反应图像,看什么图像时,大脑的哪个部分反应强烈。科学家惊奇地发现,激发或者测量乐观的情感要比激发和测量悲观的情感难得多。

科学家还做了人为地培养生来悲观的人产生乐观情绪的试验。试验持续了一个月。参加试验的人每天都要同周围的人交谈愉快的消息;每天运动20分钟;在镜子前微笑2分钟,在完全放松的状态下自我练习幸福感10分钟;从第三周起,每天都要从事自己喜欢的事30分钟;从第四周起每晚参加舞会。经过这样的锻炼,主观幸福的大脑活动积极,即使本来属于悲观的人也会有幸福感。

使自己感到幸福的最简单的办法是经常过性生活。它有助于在血液中保持"满足感激素"的高水平。这种激素的效率相当于吗啡的30倍,素有体内麻醉品之称。

有一位著名学者研究了胖人和瘦人体内发生的化学变化,结果发现多余的脂肪能刺激体内产生好的反应,所以胖人更容易感到幸福。此外,胖人比瘦人更容易产生提高性欲的激素。总之,幸福感的大小与性别、年龄和财产多少无关。

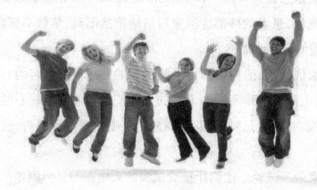

人的预感

源于右脑

有许多研究报告表明，尽管右脑被切除的病人能维持正常的语言思维能力，但他们却很少有人能恢复正常的生活和工作，他们有着心理上的缺陷，这一点恰恰说明右脑对于我们正常人的心理机能有很大作用。

右脑不仅作用于许多身体活动，而且在各种各样纯心理的活动中也至关重要。预感往往是一种突然涌现的感觉和判断，并没有经过严密的言语逻辑分析，所以无疑它也是属于右脑功能的。预感并不是一步一步逻辑推理而出现的，而是瞬间产生的。对于它的出现过程，预感者本身大多无法用言语解释。

和其他任何能力一样，预感能力可以发展，也可以衰退，这依赖于它被使用了多少和我们对其结果的信任程度。当然，在有的情况下使用预感是愚蠢的。例如，扫一眼一个复杂的数学问题就"预感"出它们的答案，这显然是不行的。但即使是在诸如数学的左脑科学中也肯定存在一个适于预感的地方。大多数创造性突破，即使是在数学中，往往都是"预感直觉跳跃"的结果。当然，这种结果还必须采用逻辑手段通过严密的观察和分析来加以证实，这就不是一个门外汉所能做到的了。

非言语意识与预感

无意识心理能影响人的行为，但我们却难以用言语解释它的作用情形,这就使得无意识心理不被意识到:我们已经讨论过一些不能由左脑意识将其言语化的一些右脑知识的例子。然而,右脑仍是我们意识的一部分,只是它的思想必然独立于言语化的左脑思想。由于每一半球的组织方式不同,并以不同的"语言"贮存记忆,因此如果让这两者的思想自由地结合,大脑就会出现混乱。自然的解决办法就是除了有限的一些相互作用外,使它们各自保持独立。当然,这些有限的相互联系是很稀少的。在裂脑病人身上的这种联系被切断时,它们便几乎全部丧失了。

许多用于证实"无意识心理"的精神病学技术,都在一些工作上利用了右脑的这一优越性。在罗夏克测验中:人们可以利用右脑擅长再认支离破碎或不完全信息的优势,将一个"墨迹"解释为一幅图画,同样,在自由联想中,一个单一的词则起到一个刺激右脑进行联想的作用(也许是通过提取一个表象)。而进行更多文学联想的左脑,在没有完整词组的情况下,则处于不利地位。

因为大脑两半球本质上是用不同的语言进行思维的,所以一个半球的记忆不能直接为另一个半球所用,这一点最近已被实验证实。在一个实验中,只将病人的左半球麻醉,然后让病人用其左手触摸一个隐蔽物体,等药物效果消失,病人说话能力恢复后,让病人命名其触摸过的物体。但是,经过大量的探索,病人仍不能准确命名。当将该物体与其他几个物体一起展现在病人面前时,他们却能立即再认它。显然,右脑贮存的有关该物体的非言语记忆,不能被左半球言语意识所采用。然而,只要一看见该物体,右半球就能再认它。

这一发现的意义是深远的,一种影响思想和行为的记忆可能确实存在,然而它又不为人们所知,用言语意识也不能达到。许多心理研究似乎指向导出非言语记忆,并促使言语意识意识到它们,不少有关预感的研究也在沿着这一途径努力,以试图找出预感与来自右脑的非言语意识和记忆之间的联系。

特征与物质载体

预感的特征

预感存在着梦、直觉、幻觉等多种表现形式,可谓是千姿百态。然而,不管何种形式的预感闪现,其发生的基本过程都是一致的,其内在的结构模式也是相同的。概括起来,它们存在着以下几种共同的特征:

(1)非预期的突发性。

无论是外界偶然机遇触发的预感,还是由大脑内部的思想闪光激发的预感,其发生都不是人们事先可以预料的。费尔巴哈曾说:"热情和预感是不为意志所左右的,是不由钟点来调节的,是不会依照固定的日子和时刻迸发出来的。"预感就像天边的闪电一样,突然激发,刹那间便闪过人的脑际。

(2)不受意识控制的非自觉性。

自觉的循轨思维和越轨思维,其认识过程的发生和进行都是受人的自觉意志控制的,都具一种自觉的随意活动。人的随意行为的大脑控制机构能对自觉思维活动发号施令,但对突发性的预感活动却无可奈何。从预感激发的一般模式来看,无论是随机的外界偶然事件的发生,还是积淀意识提出的内在思想闪光,都不受人脑意识机构的直接控制。这样就形成了预感这种精神活动特有的非自觉性。

(3)多功能多因素的综合性。

著名科学家钱学森极其深刻地指出:"预感是综合性的。人脑的综合功能是非常重要的。"

预感的各种表面形式就其心理过程来看是比较低级的,它们不过是一种感受活动、情感活动、潜意识活动。在脑的进化史上,这些心理活动在远古时代低等动物的脑结构中就已发生了。可预感这种独特的理性认识方式只有在高级的人类脑中才会发生,它们是以低级心理形式表现出来的非动物所有的高级认识功能,其原因就在于它们不仅与进化史上比皮质历史悠久的脑的古老部分有关系,而且与多才多艺、明白事理的皮质活动、与自觉思维的产物——理性认识有联系。正是依赖了这多种因素的综合性联系,它们才能既表现出认识方式的特殊性,又表现出认识能力的高级性,在认识论上上升到与自觉的理性思维方式等级的地位。

(4)认识过程的跳跃性。

英国数学家哈密顿回忆四元数的发现经过时说:"1843年10月16日,当我和妻子步行去都柏林的途中,来到布劳汉桥时候,它们就来到了人世间,或者说出生了、发育成熟了。这就是说此时此地我感到思想的电路接通了,而从中落下的火花就是I、J、K之间的基本方程;我当即拿出笔记本,把它们记录下来。因为我已预感到,这其中可能蕴藏着我梦寐以求的成功,事实证明它们果然就是我以后使用它们的那个样子。要是没有这一时刻,我感到本来也许还得花上至少10年(也许15年)的劳动。"

物理学家德·波罗意认为:"当出现了摆脱旧式推论的牢固束缚的能力时,在原理和方法上均为合理的科学仅借助于智慧的突然飞跃之途径,就可以取得最出色的成果。人们称这些能力为预感、直觉和灵感。"

(5)信息处理的模糊性。

过去流行的观念认为,艺术家的信息加工具有模糊性,科学家的信息加工则要求严格的精确性。然而,现代科学的发展日益暴露了这种观念的局限性,并使人们看到科学研究越向复杂系统深化就越不能精确化,精确化恰恰不能反映复杂系统的本质特征——非线性的模糊性,不能反映运动着的事物亦此亦彼的不确定性。

而认识的预感方式,由于它的心理活动形式,如直觉、情感、潜意识活动等,与具有综合性、整体性、定向鉴别能力的"沉默"的大脑右半球有更多的联系,因而具有现代科学研究所特别需要的模糊性特质。这种模糊性能以最少量的模糊信息有效地判断和概括客观世界的复杂现象和运动,能唤起人们丰富的联想,促成灵活的创造性的新观念组合。因而这种信息处理的模糊性与形式逻辑思维方式的精确性结合起来,就能为科学家、艺术家提供强有力的认识工具。

(6)反常规的独创性。

在认识成果上,应该说预感性方式和形式逻辑思维方式最大的区别就在于前者具有反常规的独创性,具有突破传统思路的开拓性,后者则可能在不超出前提知识的条件下进行创造。形式逻辑的线性思维方式,优点是可靠性程度高,缺点是易受传统思想的束缚,因而在遇到需要突破传统观念的问题时,就不得不让位给非线性的、灵活的预感直觉方式。

正因为如此,不少有创见的科学家都热情地赞叹预感直觉特有的反常规的革命性、独创性,萨尔顿曾说:"科学总是革命的和非正统的;这是它的本性,只有科学在睡大觉时不如此。"福克则说:"伟大的,以及不仅是伟大的发现,都不是按逻辑的法则发现的,而都是由猜测得来的,换句话说,大都是凭创造性的预感直觉得来的。"

预感的物质载体

与可以在一定条件下直接转化为自觉的思维意识活动的潜知和潜能相比,人脑潜在世界中神经元网络系统——生理结构则是属于更深层次的东西。对于这种神经网络系统中的下意识的信息处理活动,人类长期以来一直感到不可捉摸,然而现代生理心理科学的发展却已为

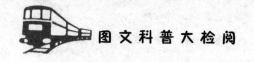

我们揭开了其中的奥秘。

我们知道，人类自觉意识是人脑以能动的方式对客观存在的反映，用信息论的术语讲，是人脑以自觉的形式进行的高级信息反映过程。在人类能动地认识反映活动中，客观信息转化为主观意识，它的存在形态和物质载体都要变。

信息不是物质也不是能量，但它离开了物质载体，离开了能量动力，就无法输进、输出、处理、存储。在客观世界，信息寓于万事万物的相互联系中，借助光、电、声、磁等载体传送。进入主观世界后，它在感官中必须由物理能转化为生物电能，才能输入大脑皮层。

在大脑皮层中，它又以电化学形式寓于两种信息系统之中。一种是由感觉、知觉、表象组成的第一信号系统。这种观念形态保持了客观事物的直观形象性，是一种直接反映。另一种是由语言、文字组成的第二信号系统。这种观念形态扬弃了客观事物的直观形象性，是一种间接反映，然而它能借助语言文字的概括性，直接揭示事物间的本质联系，进行抽象的概念思维；借助语言文字的指物性，控制、表达、交流第一信号系统的活动，又进行具体的形象思维。此外，与人有利害关系的客观信息还以感情体验的形式，在大脑皮层和丘脑、下丘脑、网状结构间建立暂时的神经联系。

事物之间的联系具有层次等级性。一些最基本、最普遍的联系具有最大信息量，它们作用于人的神经系统，就使某些部位的神经元经常分泌某些化学传递物质，这使突触的导纳上升，形成特别敏感的神经通路。

神经网络的可塑性不仅表现在神经元突触导纳的改变上，而且表现在树突的增生和联络结构的变化上。成年人的有些脑细胞，一个神经元上可增生出6千多个树突。而在幼儿时期增长更明显。近年来的研究证明，神经细胞的有丝分裂可以持续到出生后的六个月，处于分离状态的脑细胞至3岁前才完成70%~80%的树突生长和突触连接。人的基本行为方式正是在这一时期印入大脑,从而塑造出人类特有的神经元之间的组合结构,形成各种具有特殊的生理和心理功能的神经回路,例如扩散性神经回路、收敛性神经回路、环状神经回路等等。不仅如此,一些心理学家认为,在以往漫长的历史时期形成的原始思维习惯,也会通过遗传沉积于现代人思维结构的底层,布留尔在《原始思维》一书将之称为"原逻辑"思维。

以电化学形式存在的信息联系是由于反复的、大量的信息刺激神经元的结果。由于它是客观刺激的稳定联系,所以能被人自觉意识到。而以神经网络系统的功能结构为形式存在的信息则由于其生理基础已成为一种定型的生理功能、固定的反应本能、习以为常自动化的生活习性,因而不能直接转化为意识功能,不受人脑中意识机构的左右,不能被自觉意识到,然而,不能意识并不等于它并不存在。恰恰相反,它不仅存在着,而且它时常能以非自觉的本能方式,暗中影响着人们的思维、情感活动,内导着新的信息处理过程。而那些出神入化、奇幻莫测的预感也正是由此而诞生。

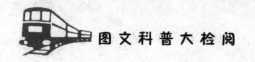

生命的极限

在我国古代的传说中,最长寿的人是彭祖,据说他活了800岁。但那毕竟是传说。不过,在现实生活中,也有不少长寿的人。据我国福建省《永泰县志》第12卷记载,永泰山区有个名叫陈俊的人,他生于唐僖宗中和元年(公元881年),死于元泰定元年(公元1324年),享年434岁。陈的子孙"无有存者",生活由"乡人轮流供养"。

日本有个名叫万部的人,1795年,当宰相因其夫妻寿命"高不可攀"而召见他们时,万部是194岁,其妻173岁。48年后,日本举行永代桥换架竣工典礼,他们一家再次应邀前往,万部那时已是242岁了。

英国也有一位叫费姆·卡恩的人,他活了207岁,经历了12个王朝。

以上这些都是超长寿的人。

超过百岁的人就更多了。1980年7月9日,在英格兰的剑桥郡,约翰·奥顿和哈丽叶特·奥顿隆重庆祝了他们结婚80周年纪念日,这一年他们分别是104岁和102岁。我国江西于都县石靖乡敬老院的唐招娣、钟度春老人,分别是110岁和104岁,且身体健康。像这样的百岁老人不胜枚举。

在长寿人群中,有两个显著特征是值得人们研究的,一个是长寿的遗传性,即长寿者呈家族形式存在。我国新疆英吉沙县的吐地沙拉依一家就是一个长寿家庭,他母亲去世时110岁,他哥哥135岁去世,两个弟弟分别活了103和101岁,而他本人在1986年时就已137岁了。有人对武汉地区100位90岁以上的长寿老人的父母和祖父母的年龄进行了调查,这些老人的父母年过80岁的有22人,90岁以上的11人,祖父或祖母年龄在80岁以上的14人。广州1980年的调查结果也是如此,被询问家史的46名长寿老人中,有长寿家族史的占65%。这说明,遗传与寿命的长短密切相关,但其具体机制如何,目前还不太清楚。

据调查,世界上有4个著名的长寿之乡,其一是保加利亚南部的多彼山区,平均每10万人中有百岁以上老人53人;其二是格鲁吉亚,在1200万人口中,百岁以上老人有5600多人。每10万人中有百岁老人47人;其三是被称为心脏病患者的疗养圣地的厄瓜多尔的洛哈省;其四是我国的新疆维吾尔自治区。

有的学者认为,人的寿命的"蓝图"早在妊娠初始的瞬间就明明白白地"印"在其基因之中了。从人体上取下一丁点儿皮肤,放在实验室的组织培养基中,人们会发现,该细胞有一个相当长的稳定不变的寿命期,每个细胞都能生长并自行分裂40~60次,然后死亡。一系列的实验证明,我们每个人的寿命在生命初始时,就已由"寿命基因"基本上确定下来了。

另一种理论则认为,人没有什么"寿命基因",倒是人的细胞在分裂生长的过程中因环境影响及生理变化而不断破损,致使"细胞机器"运转失灵,发生事故。这种破损到底是什么性质的,人们尚不清楚。细胞中的"修复"工作可能根本不起作用或效率不高,致使一些小毛病最终酿成危险的大故障,导致细胞死亡,从而影响人的寿命。

看来,要想解开人的长寿之谜,还有很多工作要做。

无论一个人有多么长寿,总有一天他要面对死亡,那么,有没有可能有一天人能够达到"长生不死"的境界呢?

"死得其时"是德国生命哲学家尼采送给人类的一个忠告。尼采认为文明的演进必须以死亡为代价,只有不断地死亡才会有不断的新生。也许是他有天才的预见,也许是一种偶然的巧合,这种思想被现代生物进化论所接受,并且拿出了相当一部分生物学上的证据。这些生物学者认为,越是高级的动物,再生和不死的能力就越低。例如,壁虎可以

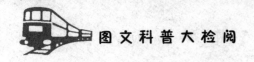

长出一条新的尾巴,而哺乳动物和鸟类就不能,而更原始的阿米巴虫,只要环境容许,几乎会永远分裂下去,但它们却仍然是原生动物,和10亿年前没有什么不同。

美国学者沃尔德这样说过:"死亡作为生命的不可避免的终结,似乎是进化过程中后来的发明。人们在生命有机体的进化阶梯上,可能在很长一段路中遇不到尸体。"他指出,在像海葵和蠕虫那样复杂的动物中,还可以发现它们是通过分裂而繁殖的。可是在这进化阶段上再往上升,死亡就不得不引入世界,这很可能是我们成为真正复杂的生物所必须付出的代价。根据现代遗传学的观点,越是复杂和高等的生命,对环境的适应能力也就越强,而为了适应多样性的环境,物种的变异能力显得格外重要。变异能力的前提是为新生命提供足够的空间,这样老的生命就必须被定时地淘汰出去。所以死亡被引入生命世界也就是顺理成章的事了。可以说,没有死亡,就没有进化。

可是,也有一些科学家不同意上述结论,认为人总有一天是可以永生的。他们认为高等生物尤其是人类目前为止当然要接受死亡这个事实,但并不意味着死亡就是一个必然。人类的技术能力有一天是可以克服死亡的,比如克隆绵羊的成功,就为人的第二次生命提供了一线希望。这虽然有一些伦理难题尚待解决,但在技术上是完全可能的。未来永生的概念也许并不是一个人的身体永远存活下去,而是指一个人的基因长期稳定地在人类种群中存在。

人能不能永生?关涉衰老的理论,医学界没有取得共识。

生命的结构单位是细胞,细胞的生命周期是由它内部的时钟来决定呢还是由它所处的生存环境来决定?美国斯坦福大学医学院列纳德·海弗利克教授发现,培养基中的正常动物细胞不可能自我复制超过50次,换言之,似乎在细胞内部有一部时钟,由它来决定细胞何时停止分

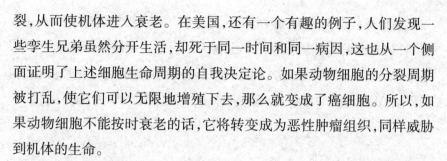

裂,从而使机体进入衰老。在美国,还有一个有趣的例子,人们发现一些孪生兄弟虽然分开生活,却死于同一时间和同一病因,这也从一个侧面证明了上述细胞生命周期的自我决定论。如果动物细胞的分裂周期被打乱,使它们可以无限地增殖下去,那么就变成了癌细胞。所以,如果动物细胞不能按时衰老的话,它将转变成为恶性肿瘤组织,同样威胁到机体的生命。

也有不少科学家持环境决定论。美国外科医生亚历克西·克雷尔用小鸡胚胎做培养基,使鸡的一块心脏组织存活了34年,是鸡正常生命的10倍。康奈尔大学的克里夫·麦凯博士做了一个关于衰老的小鼠试验,也引起了人们的兴趣。麦凯博士起初发现成长和衰老几乎是紧接着进行的,如果动物体停止生长,并发生骨骼硬化,那么衰老就会不可避免地开始。于是他想用极少量的食物来喂养小鼠,使它们的个体几乎不增大,只是维持它们的生命代谢。结果实验组的小鼠的生命期几乎增加了一倍,但却患有精神发育迟缓和骨脆症。显然,这种长寿之道是不值得推广的。不过,上述两个实验似乎都表明了细胞及有机体的最高寿命是可以延长的。

虽然生物学家们日益认识到衰老和死亡对于物种进化的意义,但却被哲学家和社会学家们指责为向死亡投降,这里面有一个如何去理解人道主义的概念难题。长寿是生命质量的重要方面,却不是唯一的方面,随着人口平均寿命的增加,社会的老龄化已是个不可忽视的问题。已经有人提出了新的医疗理论,认为医生的主要职责是救人,而不是尽量拖延人的生命。理想的状态是确保有一个最佳年龄期,这个时期在我们整个生命中的比例应该尽量扩大,在这个时期内人可以保持年轻和强壮,然后,衰老仅仅发生在生命的最后一段很少的时间。这种思想在医学界和社会各界引起了极大的争议,如果付诸实施的话,将会

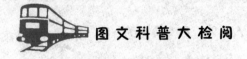

促使医疗及社会保障机构做出重大的变革。有人指责这是纳粹思想的复活，是典型的人种优化理论。也有人认为这是提高生命质量的切实途径，是未来的人道主义。人能不能永生，及由此引发的有关衰老、生命质量、死亡等等的争议，究竟谁是谁非，只能留给科学去判断了。

人类睡眠之谜

影响睡眠的重要因素是体温。事实说明,渐渐进入梦乡时我们的体温在正常生理条件下最低的当口。迟睡的人傍晚体温较早睡早起的人略高。这个生理现象的原因何在呢?

每一个人的睡眠,都有其独特性。可以说世界上没有任何两个是完全一样的。许多人需八九个小时的睡眠,有些人只需五六个小时。睡眠不足或睡眠过多的人,便无精打采,记忆力迟钝,办事不力。

睡眠中总是伴随着做梦。对此,美国斯坦福大学的W·德蒙特博士做了许多分析,他猜想如果使人不做梦,让人们口服可以避免做梦的药品,但收效不大。后来他整"夜"守候在已入睡者的身旁,一旦发现他们开始做梦,就立即把他们叫醒。从中他得到了一个戏剧性的发现,那就是越是多次被叫醒的人,越是多做梦。如果听其自便,毫不干扰他们的睡眠,他们就少做梦,做短梦。

人为什么要睡眠?习惯的回答是睡眠是为了休息。因为一切动物进入睡眠后,他的新陈代谢率降低,各系统的运动速度变慢,脑电图上出现慢电波。可是实验证明,即使不做任何工作,消耗能量极少,照样需要睡眠。因此,说睡眠是为了休息就不一定全面。

有一些科学家认为,带着做梦的睡眠是为了学习。只有通过做梦,人们才能把"新的"和"旧的"知识合理地结合起来,才能学到更多的带有高超"情感"的知识,并解除肉体的疲劳。事实是否又真的是这样的呢?

许多钦佩和仰慕爱迪生的人应注意到,仅仅把睡眠时间缩短到4个小时是不能有所创造和发明的。事实上,许多大科学家、大发明家、大

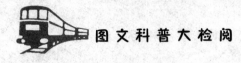

政治家、大企业家和无数知名人士，在睡眠时间上和普通人一样，平均为八个小时，其中仅有个别人的睡眠时间为五六个小时。

为了揭示睡眠之谜，科学家们正在研究脑细胞和精神的关系，研究清醒和失去知觉的关系等课题。结果如何，有待来日。

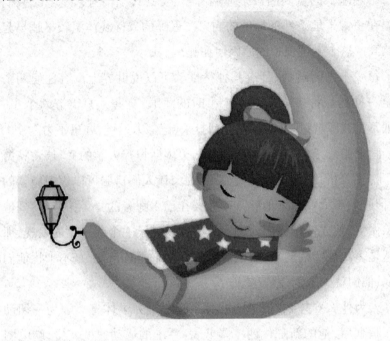

异能人

霍迪尼是个关不住的人。有一天,他到一家剧院,要求剧院经理同意他在这里表演逃脱术。

经理讽刺挑衅地对他说:"你先到伦敦警察厅去,如果你能从他们的手铐中逃出,我就让你在这里表演。"霍迪尼来到警察厅,费尽口舌说服了警长,才给他戴上手铐,锁在一根柱子上。警长刚转身走了两步,就见霍迪尼手持脱出手铐紧跟在自己身后,叫道:"等等,我和你一块去。"奇闻在英格兰所有报纸上都作了报道,从此,霍迪尼名声大噪。一次,他带着手铐脚镣被关在华盛顿联邦监狱的牢笼里,27分钟后,不但自己逃了出来,而且将另一牢房中的18名犯人转移到了一间锁着的空牢房里去。霍迪尼震惊了美国。霍迪尼成名以后,经常对那些江湖术士装神弄鬼的骗人行径进行无情地揭露和抨击,人们对他及他的逃脱术就更加感到神秘莫测,而那些江湖术士则把他看成眼中钉。

1903年5月,霍迪尼在而立之年来到莫斯科,他拜访了莫斯科秘密警察头子莱伯托夫,再三请求把自己关进狱中严加防范,然后看他如何巧妙逃脱,莱伯托夫同意将他关进自认为万无一失的"凯里特"里试试。"凯里特"是专门用来押送要犯前往西伯利亚的特制囚笼。它的四周六面全用钢板制成,上面只有一个20平方厘米的密布钢条的小透气孔。锁门的钥匙在莫斯科,开门的钥匙却远在3200多公里以外的西伯利亚监狱长手里。莱伯托夫拍着他那风也只能进而不能出的囚具,得意洋洋地对霍迪尼说:"好吧,我接受你的挑战!但是,你要明白,你得在被运到西伯利亚后才能出来。"霍迪尼回答说:"你等着瞧好戏吧!"警察对霍

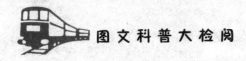

迪尼全身进行彻底检查,发现没有隐藏任何器具后,给他带上特制的手铐脚镣,然后把他塞进小小的囚笼,锁上了钢门。莱伯托夫命令把"凯里特"推到狱内的高墙旁边,便和警察目不转睛地盯着囚笼。在众目睽睽之下,28分钟后,霍迪尼满头大汗地从囚笼后面走了出来。

霍迪尼是怎样从种种如此严密牢固的囚笼中逃脱出来的呢?是他真的具有隐身术?还是如一记者所说:"他具有将自身非物质化后通过障碍物又将自身组合的能力?"由于霍迪尼在53岁那一年,在还没来得及向世人公布这个秘密时,就突遭暴徒袭击而死。因此,他逃脱术的奥秘,近百年来一直是个谜。

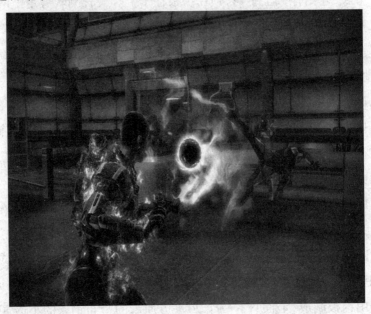

淹不死的人

在约旦和巴基斯坦之间,有一个湖泊因为能够让任何人在它上面体验这种奇异的经历而闻名于世,这个湖泊的名字叫死海。死海海水的比重比人的比重要大,即使是一个不会游泳的人掉进了死海也不会沉下去。

除了死海,世界上还没有第二个地方能够让人如此自由自在地在水上嬉闹。不过,有一个人不但在海中淹不死,在任何水域她都能够像在死海中一样自由自在,她就是澳大利亚阿德雷德城里的一个名叫毕格斯的妇女。毕格斯从来没有学习过游泳,不过当她第一次来到游泳池时,她就发现了自己特异的功能,只要她一进水里,她就会像块木头一样的浮起来,就算在她身上绑块大石头,仍然不妨碍她的漂浮。

有人怀疑她像鱼一样长着一个鱼鳔,不过医学检查很快就否定了这种怀疑,毕格斯没有任何与众不同的地方。

无独有偶,美国的一个身高185厘米、体重达90公斤的彪形大汉也具有这种特异功能。安吉罗是那种让人一看就望而生畏的大汉子,别看他又壮又重,可是到了水中,他就像一根鹅毛一样漂浮起来。对他来说,水简直就是天然的席梦思床,他不但可以在水面上安然地睡觉,还可以像在床上一样自由自在地打滚。即使在他的脚下挂上10公斤重的铅球,仍然不会使他沉没水中。

有人曾经把安吉罗装进了一个用重达23公斤的炮弹作坠子的口袋里,然后把安吉罗放进海里,奇怪的是他竟然还在海上安然地飘荡了8个小时。安吉罗引起了美国哈佛大学专家的注意,鉴于他的比重显然不会比水轻,所以专家们一开始便设想安吉罗的内脏就像鱼鳔一样能储存空气,遗憾的是检验的结果让大家都大失所望,安吉罗的内脏恰尽

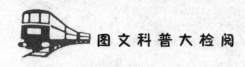
职守，与普通人的内脏没有任何区别。最后，这个问题当然只能像谜一样的把所有的专家和学者们难倒了。

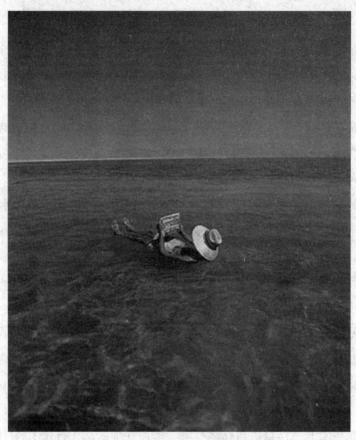

"蓝色人"

众所周知,世界人种主要有四大类:黄色、白色、黑色和棕色人种,甚至也有人发现了绿色人种。那么又有谁会怀疑世界上也存在蓝色人呢?

20世纪40年代,在纽约市内,一名警察发现一位老者在熙来攘往的人群中慢慢倒下,于是便上前查看。这是怎么回事?老者的鼻子、耳朵、嘴唇、手指都呈现青蓝色。待人们将他送往医院时,他已变得浑身青蓝。

经过一阵紧急抢救,医生发现老者正处于严重的休克状态,并患有腹泻,因而断定这种青蓝色皮肤是由血液缺氧所致。造成血液缺氧的原因可能是吸入了汽车引擎或煤气管泄漏出来的一氧化碳。然而,格林医生并不认为是一氧化碳中毒,因为当时病人并不觉得眩晕,也无头痛症状。

随后不久,医院里又送来了十几个患有同样怪病的"蓝色人"。经过医生们心脏按摩、洗胃和输氧之后,这些"蓝色人"大部分都已好转过来了,仅有最后送来的一人因青蓝过重,永远地离开了人间。

造成这次事故的原因究竟是什么呢?经调查,是由于他们在自助食堂吃过早餐——麦片粥。

那么,会不会是食物中毒呢?经调查发现,有可能是因为厨师在做饭时把硝酸钠当成食盐撒在了麦片粥里。然而硝酸钠是无害的,因而怀疑是食物中毒似乎也有些不对。再说食物中毒的症状往往是在几个小时之后才会出现,而这些"蓝色人"发病时间距离早餐时间并没多久,此时,一种不祥的预感袭上格林的心头,难道是蓄意谋杀?抑或是他们无意中吃了下了某种毒药?

调查还在继续进行。后来,从食堂取来的硝酸钠经再次化验之后

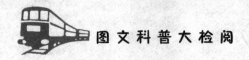

被证实为亚硝酸钠。亚硝酸钠是一种工业用盐,样子和硝酸钠很相似,主要用于制造染料、制造治疗心脏病和高血压的药剂,也可用作食物防腐剂,但只能很少量的使用。这种化学物质毒性极为剧烈,能导致血液缺氧。这一点也正符合医生们的判断,青蓝色为血液缺氧所致。为了更进一步确证,医生们对这些病人进行血液检查,结果发现,血液中含有亚硝酸钠。

至此,"蓝色人"之谜似乎已经找到了答案。然而为何所有的食客当中仅有这十几个人发生了中毒呢?人们还是从医学上找到了答案。这些人由于经常酗酒,因而体内血液含盐量降低,那么在吃饭时很自然地会把盐放入其中,而不是加糖,这样在厨师误放了之后,他们自己又误放了一次,最终导致血液严重缺氧,致使皮肤呈现青蓝色。

关于"青蓝色"的秘密至此已完全大白于天下了。

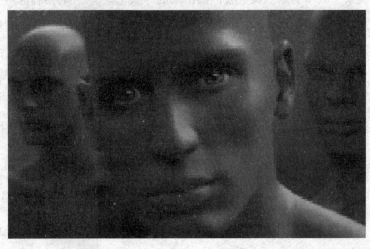

大脑智慧

人的智慧从何而来?天上掉的?抑或遗传给的? 没有人找到真正的答案,只有一些现象令人瞠目结舌。

英国一大学生几乎没有脑子,智慧却异常超常。

原因何在?原来这名学生患了脑积水。脑里的水其实是脑脊髓液,由脑室分泌储藏。在正常情况下,脑脊髓液循环于脑和脊髓内,最后进入血液。假如循环受阻,或脑脊髓液过多,液体就会积在脑腔内,形成脑积水。

这种病通常会导致两个大脑半球畸形,头颅肿大。患脑积水的婴儿,如果出生几个月仍能活下来,也会极其迟钝。这名学生头盖骨下的脑组织只有几分之一寸厚,比常人薄了一寸多,却一直生活得十分正常,而且才智过人。

至今,英国神经学家洛伯教授已发现了几百个几乎没有大脑而智力甚高的人。据他说,有些"测不到有脑子"的人,智商竟高达120。

洛伯教授对这个现象大惑不解,因为发挥脑功能的主要是两个大脑半球。洛伯猜想,脑积水患者的脑功能可能由脑内其他不大发达的部分接替了,又或者正常的大脑只发挥全部脑功能的一小部分。不管怎样,脑子很小的人,智力也可能很高。这究竟是什么原因呢?科学家至今拿不出任何解释。

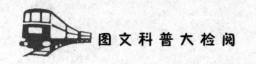

"左撇子"的缘由

人类有1/10的人有左撇性,其中名家辈出,灿若星闪,然而为什么大多数人惯用右手?为什么有些人却惯用左手?

这两个问题尚未有明确的答案。人类在婴儿时期,经历过几个反反复复的阶段,有时候多用左手,有时候多用右手。通常到两岁前后,多用哪一只手已经习以为常。

从来没有史籍记载,说某个民族或某种文化的人惯用左手,看来惯用右手应该用生物学来解释,大概与文化无关。

研究儿童显示,左、右手是相辅相成的,两手功用不同,但是同等重要,大多数人以左手寻物、握物或支撑身体,以右手搬运、操作。

科学家认为,这种分工可能是脑子左、右两边功能不同所致。控制右手的是左脑,那是逻辑思维中心,很多人偏重使用左脑。左手则由右脑控制,右脑发挥视觉的功能较左脑为强。因此,有人认为艺术家多半倚重右脑,其中左撇子一定相当多。研究证明,艺术家中左撇子所占比例比一般人约多一倍。

除了偏重使用右脑以外,惯用左手似乎还有其他原因。医生注意到,出生时脑部曾受严重损伤的人,有四成是左撇子,医学专家推测有些人成为左撇子,是出生时脑部受到不明显的细微损伤所致,可是并非所有脑部受过伤的人都变成左撇子,这个问题似乎涉及遗传因素。

有几种复杂的遗传学说,用以解释左撇子的成因。最简单而又最完整的学说是,大多数人都因遗传而形成惯用右手的偏向。基因中没有这种偏向的人,可能惯用右手,也可能惯用左手,纯粹出于偶然或受环境影响。

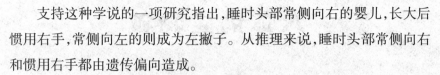

支持这种学说的一项研究指出,睡时头部常侧向右的婴儿,长大后惯用右手,常侧向左的则成为左撇子。从推理来说,睡时头部常侧向右和惯用右手都由遗传偏向造成。

另一项有趣的发现是,左撇子的胼胝体(连接左右脑的密集神经束)中纤维较多。这些神经纤维在婴孩出生后不久即大量死亡,在惯用右手的人中,纤维死亡的数目就更多。这些神经纤维死亡的数量是由遗传的右手偏向决定,还是由某种机能控制,现在还不清楚。

大多数父母发现孩子有左撇子倾向,总会加以责罚,迫使他们和大多数孩子一样多用右手。而如今,这些孩子已成为饶有趣味的科学研究对象。

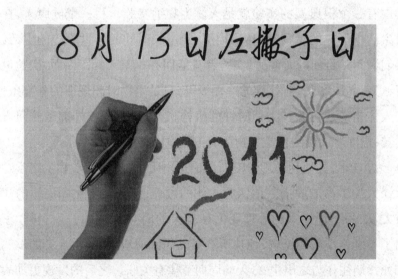

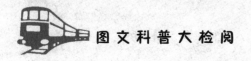

人体的生物钟

清晨早起，鸡啼鸟鸣，整个生物界似乎都在按着同一个时刻表在有规律地运转着。当一个人每天必须在某一特定时刻内醒来，开始不可能不借助于闹钟之类的提醒，然而，天长日久就会惊奇地发现，当你不再借助闹钟时，同样也能在大约这个时刻里醒来。甚至相差不了几分钟。生物钟并不像闹钟那样，任人随意播弄，它是人们长期规律生活养成的一种习惯，想在短时间内建立起一种规律的生物钟往往是徒劳的，同样当人体的生物钟一旦建立，也是很难改变的。有人做过一些实验，其中有一个很典型的实验就是人体生物钟实验。将一个健康人，在日常生活中形成的生物钟，移入地下，经过长时间的与世隔绝的生活，当人们询问其目前的时间时，实验者竟能回答相差无几。因而，实验设计者认为，光线的阴暗、气候的冷暖等等，只是生物时间规律的外部条件，在人体内部还有一种类似时钟的机构，它可以不依赖外部条件而自行运转，指挥着人体的正常生物活动，这就是人体的生物钟。

1904年，奥地利心理学家斯渥伯达出版了《从心理学和生物学意义上谈人类生命的周期》，他认为人体的生理、体能的变化和疾病的产生有23天的周期性，人的心理变化有28天的周期性。随之德国科学家提出了与之相类似的见解，他从所选择的病例材料中发现，人类的发病期和死亡期往往与之出生23天的周期节律有关联。之后的发现更加表明人类的智力活动也同样存在着一个33天的周期，也就是说，在33天内有一天学生们的智力节律达到高潮，大脑思维、记忆力处于最佳状态，随后逐渐下降，33天后又到达一个最佳状态。目前，这种周期被广泛地应用到体育竞技项目，在预定比赛日期之前，教练员、心理医生有计划地调整运动员的生物钟,使之在预定的比赛日期时达到最佳竞技状态。

是什么使人体产生了生命节律?控制节律的生物钟在哪?它又是如何运转的?

有人认为,人体的生物节律是外源性的,也就是说,某些复杂的宇宙信息是控制生命节律现象的动因,人类对广泛的外界信息,如地磁变化、电场变化、光的变化以及月球引力等极为敏感,这些变化的周期性从而引起人体生命节律的周期性。也有人认为,生命节律是由人体自身内在的因素所决定的,人即使在恒温与隔绝的地下,也可表现出近乎于24小时的节律。另外,也有人认为这种生物节律是由人体内的激素所调节控制的,例如女性的月经等。近年来,一个更加接近完美的学说被提出,美国科学家发现人类的脑垂下部有一小串神经细胞,一旦它受到损伤,生命节律就会被打乱。因而,认为生物节律的正常运转是由大脑内某些专门的神经元所控制的,但是到目前没有得到明确的证实。至于从进化角度提出的进化学说更是使人感到古色古香,颇有历史学的味道。但是作为没有定论的问题,我们不妨也提上几句,这种学说认为,人类之所以有生物节律,乃是生存的需要,在生理上、行为上适应了环境的节律,才能得以生存。由于人类在长期的进化中,使得体内有利的基因能够得到遗传,从而后人出现天生的生物节律来,这种节律又受到周围环境的影响,同样适者生存。不能根据环境而调节生物钟者,必将遭到淘汰,就像当今社会如果生活不规律,上班总迟到、打瞌睡,将被老板炒鱿鱼一样。

在人类尚未揭开生物钟是如何产生、如何运转之谜的时候,人们却可以合理地利用、调节它,为人类尽自己应尽的那一部分力量。

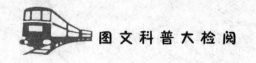

第三只眼睛

在神话传说中，许多神仙有3只眼睛，除正常的一双眼睛外，另有一只眼睛长在额头上，而且这只眼格外有神力。《西游记》中的二郎神就是用这第三只眼看出小庙是孙悟空变的。《封神演义》中的闻太师也有3只眼。民间传说中的"马王爷"同样有3只眼。

神话归神话，自然与现实不同。不过，也许你想不到，其实你、我、他，虽然不是神仙，却同样长着3只眼。

希腊古生物学家奥尔维茨在研究大穿山甲的头骨时发现，它两个眼孔上方还有个小孔，成品字形，这引起了他很大兴趣，经反复研究，证明这是个退化的眼眶。这个结果在生物界引起了震动，各国的生物学家纷纷加入了研究行列。结果发现鱼类、两栖类、爬行类、鸟类、哺乳甚至人类，都有3只眼睛。我们通常忘记了自己的第三只眼，或是从来没有想过它的存在，这是因为这只额外的眼睛已离开原来的位置，深深地埋藏在大脑里，位于大脑上部，并有另外的名字——松果腺体。

在大多数脊椎动物中，例如蛙，第三眼见于颅顶部的皮肤下。蜥蜴的第三眼虽然被鳞片遮盖着，但也能在皮下找到。科学家们发现，冷血动物把第三眼当做温度计了，可以测量周围的温度。在两栖动物中，第三眼可根据光的强弱调节皮肤颜色。而人的第三眼已经变成专门的腺体，而且很独特，除了松果腺体以外，再也没有其他腺体具有星形细胞，这不是普通的细胞，它在大脑半球中含量十分丰富。至于腺体和神经细胞为什么如此盘根错节地缠绕在一起，人们还不太清楚。

现在第三只眼的功能和眼睛相比虽是"差之千里"，但还是有点"藕断丝连"，松果腺体对太阳光十分敏感，它通过神经纤维与眼睛相联系。

当太阳光十分强烈时,松果腺体受阳光抑制,分泌松果激素则少;反之,碰到阴雨连绵的天气,松果腺体则分泌出较多的松果激素。松果激素有调节人体内其他激素含量的本领,因此当阴天时,松果腺体分泌出较多的松果激素,而甲状激素、肾上腺素的浓度相对降低,这些激素是唤起细胞工作的,若相对减少,人就显得无精打采、萎靡不振;天气晴朗时,松果腺体受到强光的抑制,体内其他激素增多,人们就显得生气勃勃、情绪良好。另外,通常人晚上的血压比白天低,这也是因为晚上没有阳光,人的松果激素增加,压抑了其他激素的缘故。

在人和动物身上的实验表明,尽管松果腺体的功能可能随时间推移发生变化,但是从生到死,它一直在积极地起着作用。这是因为,人们发现在第三眼的组织中含有钙、镁、磷、铁等晶体颗粒。新生儿根本没有这种奇怪的"脑砂",在15岁以内的孩子中也很少见,但是15岁以后,"脑砂"的数量开始逐年增加。俗语说:"眼睛里容不得沙子。"如果眼睛里落进小沙粒,人无法忍受。可是第三眼中有那么一小堆沙子,竟不会影响它本身的功能,这真是令人难以置信。

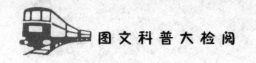

过目不忘的梦想

　　患有老年痴呆症的美国前总统里根在他得悉自己患此绝症时,曾要求美国人民帮助他与夫人南希迎接疾病的挑战。如今,他病势沉重,甚至将他曾连任美国总统这一伟大而深刻的经历都遗忘殆尽。其实,不仅病人,就是健康人也会遗忘,只不过是遗忘的程度有很大区别。遗忘是我们人人都经历过的事,没有遗忘,人脑很快就会被信息塞满而无法正常工作。那么,为什么有的事情"过目即忘",有的却"记忆犹新"?也就是说,遗忘的原因是什么呢?

　　最初,心理学家用记忆痕迹的衰退来解释遗忘现象。他们认为学习知识的活动使大脑的某些部位产生了变化,留下了各种痕迹,即所谓的"记忆痕迹"。不同的记忆痕迹留在大脑皮层中不同部位的不同神经中枢。如果学习活动之后仍不停地练习,记忆痕迹便被保持下来;若学习后长期不再练习,记忆痕迹就会随着时间的推移而消逝,出现了所谓遗忘现象。正如诗人所吟唱的:"时间会冲淡感情的酒"。

　　有的研究者提出遗忘是新旧经验相互干扰的结果。有时是新学的知识干扰了对已有知识的回忆,称为倒摄抑制现象;有时则是原有知识干扰了对新知识的学习,称为前摄抑制现象。这两种抑制现象已被心理学研究所证明。但是,仅以此来解释遗忘现象是否可信,仍有待商榷。

　　还有一种观点用记忆检索困难来解释遗忘现象。这种观点认为遗忘是由于个体无法把识记过的事物从记忆中检索出来。造成这种检索困难的原因是什么呢?有人认为检索指引的适当与否是形成检索困难程度的主要原因。以用回忆法和再认法测量回忆量为例,由于这两种测量方法的差异,即检索指引的差异,就会造成回忆量的差异。

也有研究者用动机与情绪的影响来解释遗忘,认为为了避免痛苦体验在记忆中复现,当事人就会把自己早年生活记忆中的痛苦的不愉快的经验压抑到潜意识中,以免因为这种记忆可能引起焦虑或不安,产生所谓"动机性遗忘"。另一种认知观点则认为当个体对引发记忆的刺激或检索信息不感兴趣、缺乏动机时,便表现出不应有的失忆,在别人或测量者看来是发生了遗忘,实际上他并没有忘记。

信息进入人的长时记忆系统,留下的记忆痕迹是否可以一直保存下去,研究者的争论颇多,理论争鸣实际上可以分为两派。一派学者认为,记忆信息不一定能永久保持,因为遗忘现象比比皆是。另一些学者则认为可以永久保持,遗忘并不表示记忆中已经没有某个信息,只是无法提取出来罢了。例如,加拿大的神经科医生潘菲尔德在脑外科手术中发现,当用电极刺激病人的大脑的某些部位时,病人会报告出一些异常详细的情景。但是,有学者马上指出,病人的报告是否为真实的"记忆"无法确认,这种报告可能是病人的某种想象。

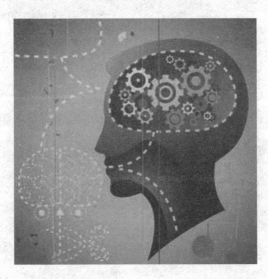

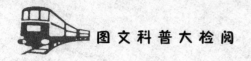

后来，又有学者发现，知识经验可通过无意识提取或恢复，这种现象称作"内隐记忆"。例如，让健忘症患者学习一些常用词，尽管在随后的回忆和再认测验中成绩很差，但若采用其他测验方法，如给出所学词的词根或残词，让患者填成一个完整的词，患者倾向于用已学的词而不是其他词来补全。这就是说，人们可能没有意识到自己学习过的知识经验，却会在某些特别的操作任务上表现出记忆效果。但是，内隐记忆的存在并不能证明没有遗忘现象，而且内隐记忆的机制尚在探索之中，目前已成为心理学中学习与记忆研究的前沿领域。

遗忘是不可避免的，有时遗忘并不是一件坏事。问题是我们如何才能记住该记住的，忘却该忘却的呢?也许遗忘原因的揭秘会让我们如愿以偿。

特殊的"记忆区"

1998 年 3 月 6 日,美国白宫为迎接纪元千年盛事,邀请了英国著名物理学家斯蒂芬·霍金,作题为《想象和变革:未来一千年的科学》的"千年系列讲座"第二讲。克林顿总统夫妇与几十位科学家饶有兴趣地听霍金上课。霍金的讲课幽默、深邃,内容涵盖时空、宇宙、生物技术、信息科技等,其知识之丰富令人叹为观止。这位出生于 1942 年的当代科学家,在宇宙黑洞、量子论与宇宙起源等方面提出了许多重要理论,被公认为是继爱因斯坦之后最伟大的物理学家。

早在 21 岁时,霍金就被诊断患有神经元系统绝症,逐渐发展为身体瘫痪与不能讲话。但他靠顽强的思考与记忆,在与疾病作斗争中进行他的科学探索。他回忆道:"当我上床时,我开始想到黑洞。因为残疾使这个过程变得很慢,我有较多的时间去考虑。"科学天才霍金为人类的记忆之谜提供了一个全新的研究资料。

传统心理学认为记忆是过去的知识、经验在人脑中的反映,而认知心理学则认为记忆是信息的输入、储存、编码和提取的过程。一个正常成人的大脑重约 1400 克,分为左、右两个半球。大脑皮层是脑的最重要部分,是心理活动的重要器官,其展开面积约有 2200 平方厘米,厚 3～4.5 毫米,结构和技能相当复杂。那么,输入的记忆信息储存在脑的什么部位呢?不同的学者有不同的看法。

持定位学说的学者认为,不同类型的记忆信息储存在大脑的不同部位。早在 1936 年,加拿大著名神经外科医生潘菲尔德在癫痫病人完全清醒的条件下,为病人进行大脑手术。当他用微电极刺激病人的"海马回"的某些部位时,病人回忆起了童年时代唱过的但却早已忘记了的

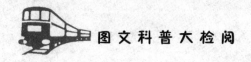

歌词。在潘菲尔德的开创性发现之后，又有许多研究者为这种定位说提供了临床上的证据。苏联神经心理学家鲁利亚研究发现，大脑额叶与语词类的抽象记忆有关，丘脑下部组织则与短时记忆有关。还有一些研究成果表明："杏仁核"与内部事态的记忆有关，"尾核"与自我中心的空间记忆有关，"海马回"与时间、空间属性的记忆有关。

持均势学说的学者则认为，人脑中并没有特殊的记忆区。美国心理学家拉什利在动物身上所做的实验表明，学习成绩与大脑皮层的特定部位的切除关系不大，而是与切除的面积大小有关。切除面积越大，对学习成绩的影响也越大。因此，拉什利认为，每一种记忆痕迹都与脑的广泛区域有联系，保存的区域越大，记忆效果越好。

另外一种关于记忆的学说是"聚焦场"理论。它认为神经细胞之间形成复杂的神经网络系统，没有一个神经细胞可以脱离细胞群而独立储存信息。记忆并不是依靠某一固定的神经通路，而是无数细胞相互联系作用的结果。

近年来，由于激光全息理论的出现，有人提出了记忆的全息解释，认为记忆储存在脑的各个部分，而每一部分都有一个全息图。因此，虽然每人每一时刻要死去一些脑细胞，但这并不影响记忆的存储。

心理活动必须以一定的生理机制为基础，因此揭示记忆的生理机制之秘会为记忆之谜打开一条通路。但由于生物神经系统的复杂性，有关记忆的生理机制仍然有许多问题悬而未决。

超感知觉

　　长期以来,随着人类对自身心理、生理及各种超常规现象的探索和研究,超常感知觉也日益引起人们普遍的关注和浓厚的兴趣。同时也引起不少的争论,人类究竟有没有超常感知觉?这是个困扰人们多年的谜团,虽然现代科学家、心理学家对此进行了不少深入研究,但仍没有确凿的定论,反而又增添了新的谜点。

　　据有关资料多次报道,有些举足轻重的人物,在生活中面对一些极端重要甚至涉及到自身前途和命运的大事需要作出重大决策时,往往并非绞尽脑汁,深思熟虑,而是凭借自己的某种感觉去决策行事。美国通用汽车公司已故总裁小艾尔弗雷德·斯隆就曾经这样评论通用汽车公司的创始人威廉·杜尔特:"据我所知,他往往灵机一动之后,便完全跟随感觉去做一件事,他从来没有觉得有必要像工程师那样去搜索论据。"据有关报道,一直依赖预感作出决策的也并非只有杜尔特这一个大企业家。鼎鼎大名的希尔顿酒店创始人希尔顿本人也公开说明自己处理事物的方法:"我碰到问题时便反复思考、估量、计划,但若是竭尽全能也不能解决,我反而知道该怎么做了,我就集中精力听着自己静寂的心,到我听见'咔嗒'一声时就觉得这就是最正确的答案。"

　　对希尔顿靠凭空臆想而取得酒店的成功人们虽然难以置信,但发生于石油大王之间有关超感知觉的故事,当时却引起了人们极大的兴趣。1969年,在美国有两大石油集团将以密封投票的方式竞争美国阿拉斯加普洛海湾一片面积为6.4平方公里地段的钻油权,后来的事实证明这块地方石油藏量极为丰富,但当时的价值却没有一个人知道。参与竞争的是来自加利福尼亚州的美孚——菲利普斯——标准集团和阿默拉达·赫斯——格蒂集团,竞争的价钱同是7210万美元。然而,临到开标前,后者参加竞标的负责人利昂·赫斯突然预感到按原价会投不到标,便当即把标价调高到7230万美元,事后证明,他以微不足道的20万美元差额获得这片价值珍贵的土地。

从21世纪初开始,有些科学家及心理学家对于超感知觉进行了比较深入、广泛的研究,美国的赖恩博士是现代超常感研究的创始人。他最早研究心理学,1920年获植物生理学博士,又转为研究心灵学,先是在哈佛大学,后转到杜克大学任心灵学实验室主任。1934年,他发表了名为《超感知觉》的论文,在论文中发表了有关超感知觉的部分实验结果,包括心灵感应能力、预感和超距视觉的能力。在科学界引起了广泛的兴趣,同时也激起科学界激烈的争论,甚至猛烈的抨击。其原因:一是因为从物理学的角度出发,赖恩的实验结果(特别是所谓千里眼)显然违背了物理学的原理;二是因为整个科学界竟然受到一名德高望重的大科学家对最基本的科学常识的挑战。因此,批评赖恩的人以前还鉴于他在科学界的威望而不愿意当场反驳,现在便毫不犹豫的发表各自的看法。汉塞尔是英国著名的心理学家,也是极力反对超常感研究的学者。他在所著的《超感知觉:科学上的批评》一书中坚称,对超常感的实验,若是有什么巧合以外的因素在起作用,这种因素可能是欺骗。后来为了避免欺骗和断章取义,科学界里有很多的科学家表示实验必须重做。这样,赖恩宣称的实验结果造成当时美国国内外的超常感研究不断激增。重做实验的方法和步骤也引起了激烈的争论,后来这些人实验的结果有的说和赖恩的相同,有的说根本不同。有意思的是,连赖恩博士本人也不断地一遍又一遍重做自己的实验,其结果也是成败参半。这样造成的结果是,一方面持传统观点的科学家大多数鉴于无法获得屡试不爽的相同实验结果,便干脆对赖恩的实验结果置之不理或者加以排斥。另一方面赖恩博士和其他持相同观点的心理学家却认为失败是一种线索，有助于更好地研究超常感现象的本质。于是赖恩博士又继续对此研究了30年，鉴于赖恩半个世纪的研究成果，1971年，在美国人类学家玛格丽特·米德的建议下，"美国科学促进协会"正式接纳美国"心灵学家协会"为科协附属组织。当然，赖恩并不是第一位在实验室里研究超常感的科学家，法国巴黎的利克特、美国斯坦福大学的库弗、哈佛大学的埃斯塔·布鲁克斯等人都研究过超常感现象。

尽管人们对超常知觉的研究有了一定的进展，需要说明的是，超常感研究至今仍未进入科学的主流。一些比较严谨的科学学报仍然不愿意刊载有关超常感的文章，目前在美国也只有少数大学愿意资助超常感研究。美国杜克大学在1965年赖恩退休之后，便撤销了对心灵学研究的支持。

心灵学与传统科学持久分裂的原因之一是有些别有用心的人捏造实验的结果，作假证和伪证，搞欺骗行为，因此不同程度地玷污了心灵学研究的名声和信誉。

超常感研究未能获得传统科学界承认，有的科学家认为，目前最大的障碍既不是实验方法上的争论，也不是绝对怀疑这是欺骗行为，而是在于超常感研究没有办法发展成为一种严谨、可信的理论学说，去解释一些仿佛超越我们现有时空观念的现象。因为科学的基本精神要求任何一种科学基本学说既要铁的事实，还要找出解释事实的方法。

大约一百年前，曾经获得诺贝尔奖的生理学家李克特教授，对超常感现象下了也许最恰如其分的评语："我绝不是说这是可能的，我只是说这是确有其事。"

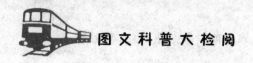
毛发的解析

哺乳类的特征是恒温、以肺呼吸、胎生，但是不要忘了哺乳类还几乎全身覆盖着毛，所以哺乳类也称作"有毛的动物"。

为何而生

哺乳类的毛发大概有5种功能：防止体温下降以保温；防止危险物直接接触到皮肤；利用体表的颜色或花样保护自己不被外敌或猎物发现；利用毛发碰触外物以感知外界信息；保持并扩散顶泌汗腺制造出来的具有独特气味的物质，以标示领域或吸引异性，发挥激素的沟通作用。

毛发功能的必要性根据动物种类而不同。例如鲸类因适应水中生活而丧失毛发5种功能的必要性，最后连毛发也丧失了。在极寒世界中生活的北极熊，则为了在冰雪上走动，连脚底都长了毛。

那么，人类为什么除了头或腋下等有限部位之外，只有名为"软毛"的不发达柔毛呢？虽然对于原因的说法各种各样，但是不论哪种说法都没有明确的证据。

细胞变成毛发

我们身体表面的毛发虽然大小、形状不同,但是所有毛发都基于相同原理,从皮肤的一部分变化而成。了解毛发的生长机制,将可找出头发变少、秃发等毛发相关问题的解决之道。首先,我们来看看最近逐渐明朗的毛发生长机制。

变成毛发的是位于皮肤表面的表皮细胞,这些细胞彼此紧密接合在一起,形成名为表皮层的细胞层。位于表皮层下面的是真皮层,真皮层的构造就像细胞嵌在果冻内,果冻部分的主要成分为称作胶原的蛋白质。

人类的胎儿在受精后80天以前,表皮层虽然光滑,无法区分哪里会生长毛发、哪里不会生长毛发,但是细胞内部却已经起了变化。在制造毛发的时期,原来作用于整个表皮的肿瘤坏死因子受体——"外胚层发育异常受体"基因,只作用于部分表皮细胞,不久这些受Edar基因作用的表皮细胞,会有"Sonichedghog"(Edar)基因等若干基因被活化,使原来均匀分布的真皮细胞,集中到这些受Edar、Shh等基因作用的表皮细胞正下方。集中过来的真皮细胞,受到Shh的刺激而产生性质变化,原来不表现的"骨形成因子4"基因也开始作用。BMP4可能和其他基因一起,对位于这些真皮细胞正上方的表皮细胞,下达"变成毛发"的指令。

表皮细胞接到"变成毛发"的信号后,开始旺盛地增殖,而逐渐进入位于表皮层下方的真皮层。这时进入真皮的表皮细胞不只旺盛地增殖,性质也变得和原来有点不同。这是因为在这些细胞中作用的基因种类和原来的状态不同,换句话说,它们使这些进入真皮的表皮细胞变成制造毛发的"毛型表皮细胞"。

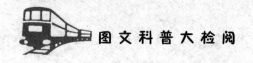

毛发生长与毛乳头

毛型表皮细胞一旦开始增殖,真皮细胞团就会像引导表皮细胞一样,与表皮细胞一起进入真皮深处。这时真皮细胞会旺盛地分泌数种名为"基质金属蛋白酶"的分解酶,分解真皮的主成分胶原等,帮助表皮细胞进入真皮。当表皮细胞到达某个深度后,真皮细胞团将被毛型表皮细胞包围,成为与毛发生长及细胞分化密切相关的"毛乳头"组织。

接着,毛乳头会将周围的毛型表皮细胞变成毛母细胞。虽然毛母细胞为毛发的根源细胞,但毛母细胞不只会变成毛发,也会变成包在毛发周围的组织。这个组织称作内毛根鞘,可在毛发的外侧形成漏斗状的筒形坚硬构造,扮演决定毛发形状的铸型角色。毛母细胞非常活泼地增殖,这些不断增加的细胞于是将毛母细胞从下往上推,使毛母细胞在内毛根鞘的内侧往上升。这些细胞在上升途中,角质化从而变成毛发。

所谓角质化,是指名为"毛发角蛋白"的蛋白质结成束、形成强韧纤维的过程。细胞通过角质化,细胞核及细胞质成分几乎全部消失,细胞死亡,只剩毛发角蛋白及脂质、水等成分残留,从而形成毛发。埋在皮肤里面制造毛发的组织称为"毛囊"。

毛发的颜色虽然因人而异,有白或金、红、茶、灰、黑等色,但是全由名为黑色素的色素所形成。位于毛乳头及毛母细胞之间的色素细胞,会将合成的黑色素装在小囊中,释放到细胞外。位于色素细胞周围的毛母细胞,再将它纳入细胞内。毛母细胞即使角质化,细胞中的黑色素也不会分解,这些残留的黑色素便使毛发有了颜色。

黑色素细胞有真黑色素细胞与红褐到黄褐色素细胞2种,毛发的颜色因两种黑色素细胞的比率及毛发中的色素分布状态等,而呈现多样性。加上黑色素的合成能力会随着年龄、后面将提到的毛发周期等因素而变化,因此毛发的颜色会变。

各有各的寿命

毛发并非无止境地生长,毛发生长具有周期性,它会从生长期经过退化期、休止期,再次回到生长期,不停循环,这个循环称作毛发周期。

以人类头发的情况而论,生长期为2~6年,在这段期间内,头发会以大约恒定的速度持续伸长。头发生长期的长短及伸长速度因人而异,一般来说,女性头发的生长期比男性长。头发虽然平均每天长0.4毫米,但是即使是同一个人,后头部的头发也长得比前头部的头发快。如同头发有毛发周期一样,其他毛也有毛发周期。睫毛和眉毛即使不去修剪,再长也不过1厘米左右,这是因为它们的生长期只有一个月左右。

生长期结束,进入退化期,毛发的根源(毛母细胞)及色素细胞开始萎缩,毛发根部向表皮方向上升。毛根上升到成长期时的二分之一长度时,毛根正下方会有活力低下的毛乳头细胞团附着。休止期即在这种状态下持续好几个月。

其后,当萎缩的毛乳头接收到某种信号而被活化,将刺激附近的毛发干细胞,促使毛发干细胞增殖。我们可以将毛发干细胞比喻成制造毛发的毛型表皮细胞母株(stock)。当毛乳头细胞及毛型表皮细胞再次朝皮肤深处前进后,毛乳头又会形成,毛乳头周围的毛型表皮细胞也会变成毛母细胞。这时毛发开始伸长,进入毛发生长期。

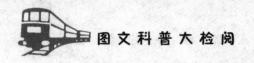

为何停止生长

毛发从生长期进入退化期的过程,可能与部分神经营养因子以及成纤维细胞增殖因子蛋白质有关。以基因操作培育出不具有FGF5、BDNF的老鼠,这些老鼠的毛将因毛发生长期一直持续,不进入退化期而长个不停。相反地,制造过多BDNF的老鼠,它们的毛发周期会比普通老鼠更早进入退化期。

进入退化期,FGF5、神经营养因子等基因群开始作用,色素细胞停止合成黑色素,色素细胞的细胞质变少。这时毛母细胞也停止分裂,毛发因此停止伸长。残留的下部毛母细胞、内毛根鞘细胞,随着细胞死亡而消失,毛囊也逐渐变短。这种细胞死亡并不是毛发营养不良等外在因素所引发的,而是这些细胞接收到退化期开始的信号,启动了细胞内的自爆程序;也就是引发了所谓的"细胞自戕"。细胞以自爆程序有计划地停止毛发生长,使毛发的长度获得调节。

男性激素

让许多男性感到烦恼的雄性秃,和其他秃发症不同,并非一次掉许多头发,而是每根头发随着每次毛发周期循环逐渐变细的是毛乳头的大小。雄性秃者的毛乳头经过一次循环进入新的成长期时,可能由于无法顺利再活化,只能形成较小的毛乳头,制造出较少的毛母细胞,遂使他们的头发变细。加上生长期不持续,头发还没开始伸长就进入休止期,毛发周期快速循环,更加速头发变少。

只要比较一下自然脱落的头发的长度、粗细,就可判断是否发生雄性秃。如果细短、看起来脆弱的头发多,就应怀疑发生雄性秃。这是因为毛发周期变短,头发在细短的阶段就可能脱落。

虽然活化毛乳头细胞就可防止雄性秃者头发变少,但是这种特效药还未发明。多数生发剂都是以促进头皮血液循环取得生发效果,这些生发剂中有两种最近受到瞩目。

一种是以名为 minoxidil 的化学物质为主要成分的外敷药。minoxidil 是以"Riup""落建"为商品名的生发剂主要成分,原本开发为高血压药,后因知道服用后会有体毛变浓等副作用,而转作为生发剂。开始时,研究人员以为它因血管扩张作用,促进头皮血液循环而出现生发效果,但是它似乎直接作用在毛乳头、毛母细胞的基因上,也许因为如此,效果比一般生发剂来得明显。可惜这种生发剂对头顶部头发变少的人有效,对头发从前头部开始变少的人无效,对失去头发很久的人有时也无效。

第二种是以 finasteride 为主要成分的口服药,这是以"柔沛"为商品名,经过美国食品与药物管理局(FDA)认可的生发剂。通常我们体内的睾酮等男性激素,经转换成二氢睾酮 (DHT)这种活性更高的物质后,才产生作用。finasteride 就是通过抑制将男性激素转变成二氢睾酮的酶作用,使二氢睾酮无法合成,而阻碍男性激素作用在头发组织上。将男性激素转变成二氢睾酮的酶有两种,finasteride 只会阻碍与雄性秃、胡须发育有关的这两种酶。虽然看起来像是理想的药,但是以副作用来说,却会明显使服药者出现精力减退等症状。不论是 minoxidil 还是 finasteride,一旦停止使用,秃发就会再次发生。

雄性秃目前已不被看作疾病,就像有人胡须多、有人胡须少一样,男性

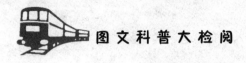

秃不秃发,并未超出个人风格范围,我们却不断因秃发而烦恼。现在已经进入"利用药物、基因操作,可人为变更与生俱来的基因程序"的时代,我们是不是应该回头想想"毛发对人类而言,究竟为何存在?"

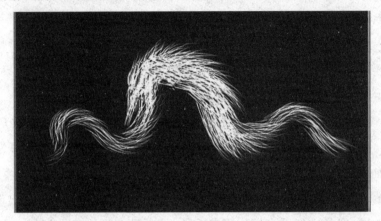

观发知病

头发是一种生物体,它又是生命的一部分,头发的脱落和干枯是人的肌体产生某种变化的信号。专家提醒说,阻止脂肪吸收的减肥药可以给头发造成部分损失。鉴于头皮屑和秃头是居民最担心的问题,委内瑞拉已组成了毛发学工作小组。

通过头发可以捉到一名罪犯,因为头发是一种无声的证据。但是怎么扯到法律问题上去了呢?成年人有8万~15万根头发,它们每个月长1厘米,每根头发的寿命为2~6年。通过头发可以知道一个人的健康状况,因为发丝与细胞一样,是一种生物体。加拉加斯大学附属医院的皮肤病学家埃尔达·希安桑特说:"头发是人体的一面镜子,研究它可以使我们发现一个人的健康出了什么问题,头发缺少光泽是人体的 X 光片。"

希安桑特说,例如,贫血和营养不良是掉头发的原因。甲状腺机能亢进可能有损于发质并造成脱发,特别是甲状腺机能减退可以使发质发脆并干枯。妇女绝经期激素水平改变的后果之一是头发脱落。少白头则可能是狼疮这种自身免疫力下降疾病的牺牲品,这种疾病最常见于女性。希安桑特说:"由于生物化学原因,紧张催人老。神经肽这种物质的增加可以使发头的皮脂囊发生病变。"皮炎可以损伤秀发。

任何人都不会惊奇化疗可以造成患者脱发。但是还有其他药物也同样会伤害头发,如过量服用维生素 A、减少胆固醇的药物和避免凝血的药物。"我才29岁,可我正在大量掉头发,我该怎么办?""在我的褥子上,我看到了大量的头发。""最好服用什么维生素可以保养好我的头发?"这些是毛发学最迫切需要澄清的问题。像西班牙和其他国家一样,委内瑞拉正在创建一个毛发学工作小组。巴尔加斯医院生物医学研究所所长安东尼奥·龙东·卢戈说，头皮屑和秃头是两个最明显的问题，也是委内瑞拉人向皮肤病学家咨询的有关头发的两个首当其冲的问题。头发的任何一种异常引起的不安，就在于当今世界上头发是非常显眼的，因此有一头健康秀发是重要的。亚莱大学组织的一次调查表明，头发不好不仅有损于男女的外表，而且伤害自信怀疑自己，加剧社会的不稳定。奥克斯福德头发基金会认为头发是4种基本因素决定的：遗传、个人健康状况、营养和保养方式。希安桑特说："一些东西是可以改变的，而另外一些则不能。如果你把头发染成金色或者烫发，那你就不能发表意见了，但是你可以在其他方面发表意见。"毛发学工作小组正在忙碌地研究人们自身经常发生的对头发的伤害、头皮的承受能力和化妆过程这些外部"凶手"对头发的损害。

一天掉100根头发属于正常范围之内。希安桑特说："但如果掉的头发超出了这个范围而且不再生长，这就是病态了，必须寻找原因。"龙东·卢戈把脱发的原因分为先天和获得性(外伤、激素水平变化、自身免疫力下降、身心相关的疾病、中毒或各种因素兼而有之而形成的复杂因素)。

当听到有人说："我儿子刚满5岁，就被诊断为脱发病"的时候，这并不奇怪，唯一的回答是，只有等医学找到了这种病的原因(自身免疫系统受到了侵害)，才能解决这一问题。脱发病明显的是发根成了被侵害的目标。头皮有它自己的敌人：牛皮癣(占居民的1%~2%)，这是一种也同时出现于肘部和膝盖的慢性皮肤病；大量掉头皮屑(脂溢性皮炎)。

人自己的手指头对于头发来说也是一个威胁：自觉或不自觉地挠头皮是常见的事。希安桑特说："我们看到青少年每时每刻都戴着帽子，这样会给头发带来持续不断的压力，造成脱发。"被认为是使头发更美丽的物品可能会收到不利的效果，如使头发定型的发胶和染发剂等。使用吹风机可以使头发柔顺并吹出发型，但伤头发。发卡等化妆用品、阳光和游泳池里使用的化学清洁剂都会对头发造成伤害。希安桑特说:"受损伤的头发不能被修复,唯一的办法是剪掉。"

这两位专家认为,使头发褪色和使弯曲的头发变直对头发的伤害更大。首先,它伤害了头发的外部。这就如同指甲被剪得过多、容易受到任何一种创伤一样。其次,是由于化学成分的原因。

头发也不是无人照料的漂泊不定的孤儿,有一些滋润品可以抵消不利影响。常见的秃头病(男性脱发病)可以通过细密栽植头发来改善。专家们不赞成去头屑的主张,因为并不像某些洗发香波的广告所说的那样,头屑仅仅是一种真菌引起的。龙东·卢戈提醒说:"为了防止上当,不要相信医治头发的秘诀。"也许最重要的是不要随便处理这一生物体,而是把头发作为最需要精心照顾的患者来对待。

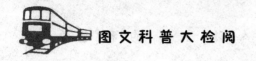

唾液解析

唾液是一种平淡无奇的液体,是傻笑、流口水和校园里做出粗野行为的原料。人们很少认真对待它一直到你失去了它。如果你的唾液腺不再正常而勤劳地每天分泌2到3品脱唾液,你就会珍惜这种奇妙的物质了——它的作用不仅是让食物变成糊状和易于消化而已。

唾液成分

科学家已经发现,唾液比水要复杂得多。它含有多种蛋白质,帮助控制我们口腔里的大量菌群。它充满某些使唾液变得黏稠的物质,防止牙齿受腐蚀并促进伤口愈合。它携带大量激素和其他化学物质,能够揭示一个人是否吸烟或是否感到紧张。

难怪人们如果嘴里没有唾液就会有麻烦了:牙洞将迅速扩大;舌头疼痛、开裂,成为酵母菌滋生的温床;在一个口干舌燥的世界里,讲话和吞咽都成为挑战,吃块饼干无异于一场冒险;一觉醒来你会发现舌头和口腔黏在一起。专家预测,在未来几年里,这种不体面的事会越来越常见,因为患口干症的人数将不断上升。在美国,每年有数以万计的人因头部和颈部癌症而实施放射疗法,这种疗法可能对唾液腺造成永久性损伤。一种叫舍格伦综合症的疾病会使患者的免疫系统攻击他们自己的唾液腺,约有100万人由于患有这种病而导致口干症。

但是,越来越多的人(据估计有2500万,而且随着人口老龄化还会增加)是由于治疗抑郁症和高血压等病的400多种现代药物的副作用而患上口干症的。

口干症

一些科学家正在向口干症宣战。这群人诙谐地自称"口水部队",他们利用人类数十年积累的唾液方面的丰富知识,正在致力于制造出更好的人工唾液来滋润和保护口腔,并发明帮助唾液正常分泌的新药。他们正在试验通过基因疗法修复唾液腺甚至在口腔内植入人工唾液腺。

他们的目标远不止修复口腔这么简单。正如水蛭的唾液为我们提供了抗血凝剂一样,研究者希望人类自己的唾液能够生产新的抗生素,或者有朝一日患者的唾液腺能够生产可令病体康复的激素。

资深的唾液学家兼全国牙病和颅面研究所医生劳伦斯·塔巴克说:"这个领域令人感到兴奋,我们正在进入一个新阶段。"

欧文·曼德尔是唾液研究领域的老前辈,在某种程度上也是这个领域的历史学家。他说,唾液科学在医学史上出现较晚。

20世纪50年代以来,曼德尔和其他一些研究者证实了人类唾液含有数百种有用的化学物质,并充满了细菌、病毒、酵母菌和皮肤碎屑,用曼德尔的话来说是"大杂烩"。他们一直忙于研究这些蛋白质——试图找到维护口腔健康的重要物质。

唾液中有一种长长的、具有黏性和弹性的蛋白质,上面附满了糖类,称作"黏蛋白"。它使唾液具有黏性,因此才能顺利地包裹牙齿和牙龈。南加利福尼亚大学的唾液分子生物学家保罗·丹尼说,研究黏蛋白实在

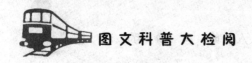

是一件苦差事(他感叹道:"它们黏在所有东西上"),但是这是值得的。

各家实验室的研究显示,黏蛋白的作用不仅仅是为牙齿提供物理屏障。黏蛋白还黏附在导致龋齿和牙龈疾病的细菌上,破坏它们侵害牙齿的能力,也帮助我们的免疫细胞攻击它们。

黏蛋白只是冰山一角。其他蛋白质,例如过氧化酶、溶菌酶和乳铁传递蛋白等,还有我们本身的抗体也向细菌和真菌发起进攻。

一些研究人员希望,人们对唾液蛋白质的认识能够改善人工唾液的质感和护齿效果。明尼苏达大学口腔医学和口干症诊所的纳尔逊·罗德斯医生说,目前的人工唾液一般包含一种增加稠度的化学合成物质,但是它使唾液变得太稠了(如果说人们开始时是口干舌燥,使用了这东西就像往嘴里灌了胶水)。

基因疗法

一些科学家不想仿造唾液,他们希望通过基因疗法修复腺体,让唾液恢复正常分泌。

但是全国牙病和颅面研究所的基因疗法和治疗学主任布鲁斯·鲍姆说,截至目前,只有老鼠的口干症真正得到了治愈。老鼠们(事先用放射法毁坏它们的唾液腺)不是长出了全新腺体,而是通过基因疗法,丧失正常分泌功能的腺体重新开始工作了。

基因疗法绝不是唯一引起鲍姆兴趣的唾液学。他的研究小组也正在努力研制人工腺体——利用刮取有分泌唾液功能的表皮细胞来制造。这些细胞将在一个可被生物分解的小管中生长,然后连小管一起植入口腔中。

鲍姆和阿拉梅达一家生物技术公司——Centeric公司也为唾液腺可以像微型工厂一样工作的想法所激动。两者均指出，这些腺体不仅向口腔里也向血液中分泌液体和蛋白质。

既然你能够注入基因改善某人唾液的质量，当然也能够注入基因帮助身体所需其他激素的分泌，生长激素、胰岛素……凡是你能想到的激素。塔巴克说，事实上，你可以设想人们能够利用普通的唾液和唾液腺制造很多物质。也许有朝一日科学家将发现一种唾液腺母体细胞，从一小片组织中生出整个新腺体。也许有朝一日工程师能够利用唾液中含有的这些激素，制造出微型感应装置安在我们口腔里，随时监测我们的健康状况，并在我们点起一支香烟时提出警告。

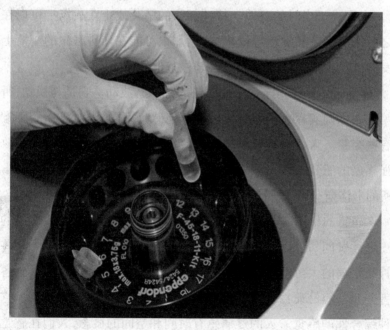

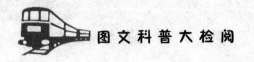

疼痛解读

我们是怎么感觉到疼痛的

作为人类,我们最害怕的痛苦就是疼痛,无论是肉体上还是精神上。战胜疼痛是现代医学面临的一个重要挑战。

疼痛的感觉无法估测。一个人所感到的疼痛不但取决于他受到的伤害,也取决于当时的环境。特种部队的精英战士在战场上可以在受伤之后仿佛毫无知觉地继续作战,但却很可能在牙科医生的座椅上疼得发抖,其实医生只是在用器械轻轻检查他健康的牙齿。

"疼痛并不是相对于快乐而言的一种情感波动。它是与视觉、听觉和嗅觉一样确实存在的感觉。但与其他感官不同,人对疼痛的感觉总是有些夸张。人体的神经系统有时会主动抑制疼痛,但有时又会故意加强疼痛的感觉。"西班牙埃尔切市米格尔·埃尔南德斯大学神经学研究所的卡洛斯·贝尔蒙特医生说。

疼痛感的作用是非常明显的,它可以使人立即远离导致疼痛的物体。毫无疑问,是疼痛感使我们在漫长的岁月中生存了下来。一些患有神经疾病的人可能对疼痛失去感觉,他们因此总会持续地受到各种伤害并非常容易死亡。贝尔蒙特医生说"疼痛的感觉非常复杂。它是一种综合性的感觉。人的疼痛感有时间和空间的概念,人们在感觉到疼痛的时候同时能感觉到疼痛的位置、范围、强度和持续时间。这是一种评估性的认知,包括对刺激形成概念,理解它的含义,并在情感上作出反应。这就是人们在感到疼痛时明白发生了什么并躲避它的愿望的全过程。"

疼痛的感觉是由专门的神经系统负责接收和传递的。人类的神经系统有专门的痛觉神经末梢来负责感受和收集疼痛的感觉。这些神经末梢密集地分布在皮肤表面以及某些内部组织中,如骨膜、动脉壁以及关节处。与其他的神经相同,痛觉神经也是发源于背部或是三叉神经(负责面部的痛觉),最后连接到脊髓的表面或者内部。

除了一些特例之外,痛觉神经都由两种神经纤维构成,一种传递痛觉信息的速度较快,传递的速度达到每秒钟20米,另一种传递痛觉的速度较慢,每秒钟只有2米。前一种神经纤维传递的信号通常能引起人具体、强烈和明确的痛感,如被烧伤时产生的疼痛就是由这类神经纤维传导。后一种神经纤维则引起人广泛和深层的痛感,如各种慢性疼痛。

科学家们发现,在人体的某个组织受伤之后产生,在受伤区域分泌的钾盐、前列腺素以及受伤细胞产生的白血球、血浆中的缓激肽以及炎症反应中的组织胺等物质能够加快痛觉神经的反应速度,而痛觉神经本身也会产生一种名为P的物质,来加快痛觉在神经中的传递速度。科学家将这种现象命名为"超痛觉"。人体的这一反应能使一些本来并不会引起疼痛的碰触引发人的疼痛感。而当你受到伤害时,你感觉到的疼痛实际上要比伤害带给你的疼痛更为强烈。

当疼痛的信号产生之后,就开始向大脑传播。正如前面所说的,痛觉信号通过痛觉神经传递到脊柱,并传导到另一组神经元中。从这里,痛觉信号开始沿着3束神经向大脑传播,其中一束神经传播的信号主要使大脑定位痛觉的位置,第二束神经传播的信号主要使大脑能够判定疼痛的程度,第三束神经信号则主要使大脑对这一疼痛作出情感上的

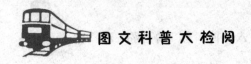

反应。痛觉信号就这样同时沿着三束神经并行上传一直到达大脑的丘脑部位。然后丘脑会作出各种反应，发出多种神经信号，来命令身体的淋巴系统、上丘脑以及大脑皮层开始相应的工作。

这里只是简单地介绍了疼痛感产生的过程和传导。事实上，人体感觉到疼痛之后的反应要复杂得多。如疼痛的感觉在传播过程中，会被某些中继的神经细胞放大或者减弱。如医学家们已经发现，在人的脊柱中有这样一些关键的地方，在受到刺激之后能够分泌脑磷脂、双吗啡以及内啡肽等物质，这些物质具有麻醉作用，可以减缓疼痛的感觉。贝尔蒙特医生说："人体神经系统这一自我麻醉的能力可以解释为什么人们在战斗或是逃生的紧要关头，在催眠的状态下以及在接收针灸治疗时完全感觉不到疼痛。"

不过疼痛并不总是对人体起保护作用。在另一些情况下，疼痛会伤害人体组织，并成为一种慢性疾病。

疼痛折磨

医生们说，通过各种各样的治疗方式——从吗啡到神经刺激模拟系统——我们能够战胜最顽固、最狡猾的疼痛，但是为什么仍有病人在医院的病床上因疼痛而辗转呻吟呢？在西班牙，大约有1000万人由于各种原因遭受着慢性疼痛的折磨。癌症、风湿、偏头疼、坐骨神经痛以及各种神经疼痛都是导致疼痛的缘由。另外每年还有数百万人要忍受外伤或手术带来的疼痛。持续的疼痛会给人体带来综合性的影响。一旦我们的身体出现疼痛症状，我们的生活就会随之改变。西班牙疼痛协会主席曼努埃尔·罗德里格斯医生说:"各种慢性疼痛迟早都会引发高血压、心动过速等心血管疾病,降低人体免疫力,引发不同程度的身心问题。"

在对西班牙疼痛病人进行的首次生活质量调查中,我们可以看到,70%的患者的日常生活和工作受到了疼痛的影响,22%的患者因此觉得生活不幸,35%的患者觉得烦躁不安,1/4的患者情绪低落。虽然我国拥有大量止痛药物和手段,但大部分患者的疼痛并没有因接受治疗而消失,有些人根本就没有得到应有的治疗。马德里拉巴斯医院的何塞·穆尼奥斯医生说:"约有一半以上接受外科手术的病人在术后遭受了不必要的疼痛。以当今麻醉技术的发展情况,这些疼痛完全是可以避免的。"而圣卡洛斯医院的爱德华多·鲁维奥医生说:"虽然有足够的方法来减轻癌症患者的疼痛,但还是有约一半的癌症患者是在剧痛中死去的。"

专家们认为,疼痛患者未能得到正确的治疗,主要是医疗人员对疼痛了解不多,以及对使用麻醉药品的担心造成的。首先,对于各种疼痛的研究以及治疗是一个复杂且涉及多方面的学科;其次,许多医生担心,使用鸦片制剂来治疗疼痛会使病人上瘾。鲁维奥医生说:"医生对于使用鸦片制剂总是有深深的恐惧。事实上,无论是吗啡还是芬太尼、叔丁啡等其他一些鸦片制剂,只要使用适当,能够有效地治疗疼痛,并且不会造成任何人的毒瘾。当然,鸦片制剂并不是对任何疼痛症状和任何病人都适用的。如对于神经疼痛来说,阿米替林等抗抑郁药和卡马西平、氯硝安定等抗癫痫药比鸦片制剂有效得多。"

要有效地治疗疼痛,对每个患者都应该对症下药。"慢性疼痛不应当被看作是一种病理现象,而应被看作是一种疾病。"鲁维奥医生说,"当病人长时间受到疼痛的困扰时,我们首先对他进行全面检查,找出

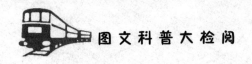

疼痛的病因。随后我们将对他进行病情评估，了解疼痛的强度、范围以及对患者的精神状态的影响。有些情况下我们还需要进行更多检查，以便采用合适的治疗手段。"

治疗慢性疼痛需要各科医生，主要是神经科医生、心理医生、精神病医生以及理疗医生的合作。"由于慢性疼痛往往是非常复杂的综合病症，简单的麻醉剂并不能缓解患者的痛苦。我们需要从生理上和心理上一起来改善病人的状况。"鲁维奥医生解释说。

药物显然是抗疼痛的先锋。在近10年中，专家研制出的镇痛麻醉药是有史以来最多的。这些药物主要分成两大类：鸦片制剂和非鸦片制剂。前一种药物中疗效显著的有吗啡、芬太尼、叔丁啡和可卡因等，后一种中包括阿司匹林和扑热息痛等。另外，各种新型的能够阻断痛觉神经的药物也正在研制之中。

当药物对疼痛失去疗效的时候，医生还可以采取其他的手段。催眠术和针灸是传统而有效的手段。研究发现，针灸能促使大脑分泌更多的脑磷脂，从而起到缓解疼痛的作用。阻断手术也是近年来常用的治疗方法。医生能够通过注射药物或者使用电磁波来阻断某些区域的痛觉神经。另一种手术方法是植入电极。医生可以针对不同的疼痛在脊柱附近的特定位置手术植入电极，通过电刺激来消除痛觉神经传递的信号。

疼痛的研究

最近的医学研究表明，男性和女性患疼痛症的情况不同，对疼痛的感觉也不同。例如,女性患偏头疼的比率比男性高3倍。另外,女性对疼痛更为敏感也更难以忍受。造成这一现象的部分原因是男女之间激素和大脑结构的不同。

许多女性认为,如果分娩时的疼痛落到男人身上,那么人类恐怕早就在几百个世纪以前灭亡了。女性虽然娇小纤弱,但却承担着分娩的痛苦;而看起来高大强壮的男性,却会在牙科医生的座椅上发抖。那么,女性真的比男性更能忍受疼痛吗?

最近的研究表明,与男性相比,女性更容易患上导致慢性疼痛的疾病,例如偏头疼、关节炎、肌肉纤维疼痛以及膀胱炎等。这些疾病总是更多地发生在女性身上。另外,对于同样的疼痛刺激,女性总是感到更为强烈和痛苦。事实上,女性对疼痛的耐受力比男性更弱。

医学家们还发现,同样的镇痛药物对男性和女性的疗效也是不同的。美国佛罗里达大学的罗杰医生说:"许多临床现象和研究表明,鸦片类镇痛剂对女性的疗效要好得多。例如为了治疗背部疼痛,医生必须给男性患者开出剂量更高的可卡因。"

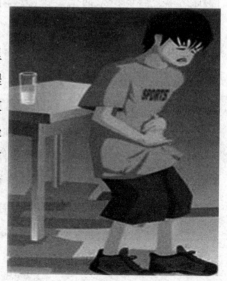

美国伊利诺伊大学的杰弗里教授说:"疼痛和麻醉的神经过程对于男女两性来说在质量上和数量上都是不同的。科学家们已经提出各种机制来解释两性在这方面的差别。疼痛是一个很复杂的过程,它不仅仅是电信号在神经中的传输,而且和我们的个人经验有关。"

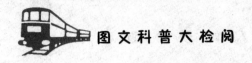

男女两性耐受疼痛的区别首先是因为性激素的影响。研究表明，女性对疼痛的耐受力与生理周期有关，并随生理周期变化而变化。由于雌激素对痛觉神经的传导活动有刺激和扩大的作用，女性在即将月经时对疼痛最为敏感。而雄性激素的作用则正好相反，它可以起到镇静神经系统的作用。在女性怀孕的最后阶段，女性体内的雄性激素会达到最高水平，以此来缓解即将到来的分娩的疼痛。"但是过了这一时期之后，女性对疼痛的耐受能力又回到了通常水平"，美国加利福尼亚大学的神经学家乔恩·莱文说。

莱文还发现，雌激素能够改变炎症或是组织生长中的生化反应过程。例如，人体在受伤之后，周围的组织通常会分泌大量的缓激肽来保护受伤的组织，但这种物质也会导致受伤部位发炎，雌激素可以有效降低缓激肽的水平，减轻炎症部位的疼痛。

意大利基耶蒂大学的玛丽亚·詹贝拉尔迪诺医生认为，女性体内各器官之间的神经联系较男性更为丰富是造成女性对疼痛耐受力更弱的原因之一。詹贝拉尔迪诺发现，女性的各个器官，特别是生殖系统的各个器官与身体其他器官之间有丰富的神经相连。由于这种密切的神经联系，女性某个器官所感受到的疼痛会被其他器官的痛觉神经感受到，从而造成一种放大效应。詹贝拉尔迪诺在自己的临床治疗中证实，患有尿道结石的女性患者，通常会感到背部有严重的疼痛。

激素并不仅仅是造成男性与女性对疼痛感觉差异的唯一原因。男女之间在大脑上的差别也起了重要作用。据医学家通过核磁共振以及正电子放射断层成像装置得出的结果表明，女性大脑中掌管疼痛感觉的部分与掌管注意力和情感的部分之间比男性有更多的神经联系。也就是说，女性对疼痛刺激会产生更多的情感方面的反应。

最后，男女两性对疼痛的反应还与社会心理学有关。例如，人们通常认为,哭泣是女性的事情。这一概念本身就能改变男女两性在面对疼痛时的反应。

情绪与疼痛

为什么人们情绪不好会引起肉体疼痛?当我们回忆刚去世的亲人时,会感觉到心脏在痛苦的紧缩;当我们回忆不愉快的经历时,肌肉会不自主地抽搐;回想动手术的情况能造成伤口再次开裂,而忧郁的心情会引起更多的痛苦。正如著名诗人拜伦所说:"对幸福的回忆不再是幸福,对痛苦的回忆依旧是痛苦。"

诗人的这句名言如今经常被心理学家所引用。疼痛的感觉并不一定来自痛觉神经的电信号,我们的情感也会引发生理上的疼痛。当这种现象发生时,医学家将其称之为心理疼痛。

"负责感受疼痛的神经系统非常复杂。许多生理上来说并不负责感官活动的神经,在人体受到疼痛刺激时也会与痛觉神经一起参与痛觉的传递以及反应过程。"马德里身心相关学研究中心的冈萨雷斯·德里韦拉教授说,"人们早就发现,人们可以通过对大脑的某个部位进行电刺激来治疗某些顽固的慢性疼痛。其实这种电刺激并不需要通过在人体内植入电极来完成,回忆引起的脑电刺激也能达到同样的效果。"

事实上,由于人类大脑复杂的功能以及密集的神经系统,人完全有可能在回忆起过去受伤的情形时重新感觉到当时的痛楚。造成这一现象的主要原因是,人的记忆虽然是储存在大脑里,但某些负责记忆功能的部位仍和大脑皮层以及淋巴系统有联系,从而使得人体感受到的疼

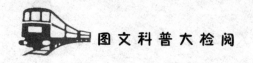

痛被赋予感情上的意义，反之亦然。

冈萨雷斯·德里韦拉教授说："负责感觉疼痛的神经系统与人体的淋巴系统以及大脑皮层有着各种联系。人类的大脑正是依靠这一联系来掌管人的各种感情。这也使得人体对疼痛的反应受到人的个性、种族文化背景、心理情况以及个人价值观等因素的影响。"因此，人类可以有选择地接受或是排斥某种疼痛的感觉。"如一个十分渴望得到孩子的母亲，在分娩时会比那些心怀恐惧的母亲感到更少的痛楚。"这就是疼痛的心理因素。除了一些特殊情况之外，人类大部分与情感有关的思想活动都会导致生理上的感觉。如失恋会给人的心脏带来如同心肌梗塞一般的疼痛。冈萨雷斯·德里韦拉教授说："我们习惯于用语言来表达记忆，其实人类表达记忆的方式并不仅仅局限于语言。我遇到一位背部长期疼痛且一直找不到原因的女病人，在一次治疗中我问起了她丈夫，她像是被什么东西刺了一下，大声叹气说：'唉!'这时，她的手居然可以碰到自己的背了。显然，她的大脑将她在婚姻中的不愉快心情解释成了背部疼痛的感觉。"

德里韦拉教授说："毫无疑问，情绪低落是造成疼痛的原因之一，一个人患有抑郁症的程度越深，这种疼痛的感觉就越强烈。在临床上，忧郁和疼痛经常是并存的。有慢性疼痛的病人通常患有抑郁症。虽然统计数据不尽相同，但医生们同意，在抑郁症的病人中，有33%、64%有疼痛症状。当人处于忧郁状态时，人体内部自身抑制疼痛的机制似乎就遭到了破坏，从而使人对疼痛更为敏感。"

研究表明，当人处于压抑状态时，大脑对感官信号的接受和处理过程就会出现困难，从而造成大脑对一些基本感官信号的判断失误。德里韦拉教授说："临床经验表明，在某些人身上，存在着心理转移的现象。当他们在情感上受挫以及感到忧伤压抑时，大脑会用生理上的疼

人体自身的秘密

痛作为对心理压抑的唯一反应方式。当这些人摆脱了抑郁的心情之后,他们的疼痛症状通常会随之消失或是减轻。"

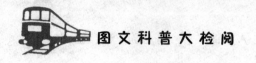

生与死解读

两性基因信息

受精是非常不可思议的现象，"配备能量生产工厂——线粒体与高速鞭毛马达的基因运输者——精子"与"体内规模最大的细胞——卵子"融合，抹去以前的分化状态，成为体内所有细胞的源头。换句话说，诞生了可发育成任何细胞的全能细胞。

受精卵中，紧紧打包的精子遗传信息的"行李"被解开，封着的基因启动。受精卵中的"初期化因子"究竟是什么仍然是个谜。由体细胞克隆羊的实验可以知道，即使是已经分化成任何细胞的细胞核，受初期化因子作用，也能恢复全能性。从老化的观点看，通过受精，物种的生命得以回春。所有的体细胞虽随个体的老化而老化，但生殖细胞却能通过受精而复活。

许多低等动物从胚胎发育初期，就分化出"形成生殖细胞的细胞"与"形成体细胞的细胞"，哺乳类着床前的胚胎则连生殖细胞系列位于何处都不清楚。在胚胎发育过程中，将发育为生殖细胞的原始生殖细胞，在胚胎内沿着一定的途径移动，最后到达睾丸、卵巢基地并分化出精子和卵子。

生殖细胞与体细胞最大的分别在于前者进行减数分裂。通过减数分裂，原来拥有来自父方与母方染色体的细胞经染色体重组，只拥有单套染色体(单倍体)。这些只拥有单套染色体的细胞再通过受精恢复双套(双倍体),获得多样化基因组合。

哺乳类不可能像昆虫等动物能够进行单性生殖,雌雄双方基因相互协调才能生下正常的孩子,这称作基因的铭记现象。也就是说,雌雄携带的遗传信息不相等。相当多的基因,它们的作用会因来自父方或母方而不同。与胚胎发育有关的基因也有这类基因,因此孩子的诞生必须有来自两性的遗传信息。

程序化的细胞死亡

由获得全能性的1个细胞——受精卵,发育到60万亿个细胞组成的1个人,整个过程隐藏着许多出细胞剧。

受精后大约1天,受精卵分裂成2个细胞,再分裂成4个细胞,细胞逐渐变小。哺乳类8细胞期(受精后两三天)以前,各细胞大致均等。8细胞期以后,各分裂球的界限逐渐看不清楚,这些细胞经过桑葚胚阶段而到达胚泡阶段。

细胞在胚泡中开始分化,胎盘源头的细胞集团形成1层薄袋,"未来将形成胎儿的称做内部细胞块"的未分化细胞集团在袋中增殖。

细胞在胚胎发育过程中不是单纯地不断增殖,相反的还积极死亡,积极死亡有着重要的意义。最早期的"程序化细胞死亡"现象使得胚泡生出内部细胞块,连由内部细胞块开始分化的"最重要零件构成细胞"也带着某种意义死亡。

胚泡在子宫中滚动、着床,开始了在母体长期寄生的生活。着床后,这些动态细胞仍不断活动。细胞在个体形状经胚胎、胎儿期急剧变化时,在一定的地方根据一定的动态死亡。例如,手不是一开始就分化成5根指头,而是呈类似带着蹼的杓子状,指间细胞死亡后,手指才分开。如果有什么原因妨碍指间细胞死亡,手将带着蹼。这种"程序化细胞死亡"多通过自我歼灭的"细胞自戕"形式。

胚胎发育过程受基因支配。我们不妨想想看,肌肉、神经细胞在"从受精卵发育到1个个体"的过程中分化出来,这些细胞不是单单分化出来就好,它们如果不能在正确位置分化出适合的形状、大小,与其他部分不能有效联系,个体将无法生存。决定分化形式的基因群逐渐明朗,该基因群最先从果蝇身上发现。胚胎发育现象如果从基因观点简单说明,就是"主导基因"发出识别场所与时期的指令后,该基因产物(蛋白质)才以该指令为扳机,打开所属基因的开关。

孩子从脸、体型到性格、智能都与双亲相似

如同"这个孩子的眼睛像母亲,鼻梁像父亲"一样,双亲的外形会遗传给孩子。为什么呢?这是因为生命由卵子与精子受精开始,卵子包含母亲的基因,精子包含父亲的基因,孩子则各从双亲继承一半基因的缘故。

奥地利修道士孟德尔发现遗传法则,他针对"豌豆种子的形状是圆是皱?子叶的颜色是黄是绿?"调查这些性状如何遗传。经过一连串的实验,他想出了下述的"孟德尔定律"。假定圆种子为AA,皱种子为aa,他假设1个性状由2个基因支配。圆种子豌豆与皱种子豌豆交配,所得第1代为Aa。由于A基因为显性,Aa性状均表现A性状,也就是说第1代均为圆种子豌豆。第1代豌豆彼此交配,可得AA、Aa、aA、aa共4种组

合。由于 AA、Aa、aA 均表现 A 性状，只有 aa 表现 a 性状，第 2 代种子圆与皱的数目比为 3∶1。

人的外形基本上也遵循孟德尔定律，以单眼皮或双眼皮为例。双眼皮对单眼皮而言为显性，带 2 个单眼皮基因的父亲与带 2 个双眼皮基因的母亲所生的孩子必是双眼皮，也就是说眼睛与母亲类似。

另一方面，不遵循孟德尔定律的遗传也很多。例如，身高的遗传为许多基因参与的"多基因遗传"，身高会随各基因如何表现、如何组合而异。

由双胞胎研究可知，不只外形受遗传影响，性格、智能也受遗传强烈影响。以前就知道同卵双胞胎即使在不同的环境养育，行为模式也极类似。根据"比较同卵双胞胎(基因完全相同)与异卵双胞胎(与兄弟一样，拥有大约二分之一的共同基因)推断遗传率"的研究，知道遗传影响性格、智能的比率约占 50%。最近还找到与脑内神经递质——多巴胺、5—羟色胺作用有关的"可能影响性格形成、智能发育的基因"。

孟德尔根据豌豆交配实验，认为生物的遗传性质由对应各性状的基因决定。后来欧兹华德·艾佛里根据肺炎双球菌实验，表示基因的实体为脱氧核糖核酸。

DNA 为脱氧核糖与磷酸交互连接所形成的聚合物，各脱氧核糖与腺嘌呤、鸟嘌呤、胞嘧啶、胸腺嘧啶中的 1 个碱基结合。脱氧核糖、磷酸、碱基构成的单位称为核苷酸。

沃森和克里克提出 DNA 为 2 条互补的右旋螺旋构造，脱氧核糖与磷酸结合成的链位于双螺旋构造的外侧，各链上的碱基则于内侧与氢结合。碱基对具有特异性，腺嘌呤与胸腺嘧啶结合，鸟嘌呤与胞嘧啶结合。

称作 B 型的右旋双螺旋，每 1 旋(30 埃，1 埃∶0.1 纳米)约由 10 个碱基刘组成，碱基对旋得更密实(每旋 11 个碱基对，25 埃)的右旋双螺旋称作

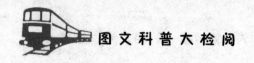

A型。嘌呤衍生物碱基与嘧啶衍生物碱基交互出现的DNA,则称作Z型的左旋螺旋构造。

真核细胞的DNA规则地折叠在细胞核中,例如1个人类体细胞所含的DNA约由$6×10^9$个碱基对构成,长达2米,不折叠无法直接收纳在细胞核中。事实上,DNA在细胞内就与组蛋白等染色质蛋白质形成复合体。DNA以组蛋白为缠线板,在组蛋白周围缠绕,形成三磷酸核苷重复构造。三磷酸核苷密集形成纤维,纤维绕成环线(100p)构造,规则地折叠成染色体,收纳在细胞核中。分析"如何从如此紧密充填的DNA,取需要的遗传信息,正确复制"的机制,是目前DNA研究的一个重要课题。

DNA记载的信息

生物有关"维持外形、生命、对外界刺激作出反应等"基本信息,记载在DNA的碱基序列中。DNA担负的任务为"转录"与"复制"。

DNA记载的信息能根据需要,按照基因单位的顺序适当地转读成信使RNA,这个过程称作"转录"。接下来,按照顺序连缀对应mRNA上3个连续碱基序列遗传密码的氨基酸,来合成直接表现性状的蛋白质,这个过程称作"转译"。

DNA的复制指"双螺旋松开,形成碱基序列与各股螺旋碱基序列互补的新股螺旋"的过程。某些原因使DNA的一部分发生变异时,双螺旋的互补性也能有效发挥作用。DNA会去掉变异的部分,根据另一股螺旋的碱基序列进行修复。

DNA在化学上为稳定的物质,而双螺旋构造在遗传上也稳定。DNA中不但记载蛋白质信息,也记载与"控制遗传信息的表现、基因复制等"有关的信息。

例如,将DNA看成以4种字写成的遗传信息记录带,那么现存生物"将传给后代的遗传信息写进DNA"的历史究竟如何表现?由数百个氨基酸组成的有用蛋白质是偶然产生的吗?各种可能生成的氨基酸连缀(亦即蛋白质的种类)多如天文数字。人类可能有5万~10万种蛋白质,这些蛋白质应该是随便产生的。"有用蛋白质、该蛋白质的部分构造"的编码碱基序列一旦形成,该碱基序列根据"重复、变异、部分缺失、DNA连缀方式改变"而来的遗传信息便可逐渐确立。就这层意义来说,即使利用不完全的修复机制、重组机制,生物也能进化。

但是修复失败、DNA连缀方式改变、缺失,往往带来生命的危机。有趣的是,这时细胞会自戕,以保全个体,而且这种自戕机制会以遗传信息形式记载在DNA上。该机制如果无法顺利运转,细胞将可能沦落到癌化等地步。

突变导致基因作用混乱

携带遗传信息的DNA碱基序列有缺陷,所形成的蛋白质将异常。异常蛋白质使生物体内的化学反应异常,将衍生某些问题。无法预期的基因作用(亦即变异),有时会带给人致命的影响,例如患癌症。

一般正常细胞的增殖受到控制,这些细胞并非无限制分裂,癌细胞则反复异常分裂。这是因为与细胞增殖有关的基因发生突变,无法正

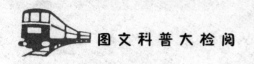

常控制的缘故。各种化学物质、紫外线、病毒等为引起基因变异的主要原因。这些化学物质、紫外线、病毒使细胞核中的DNA受损，导致细胞核中控制细胞增殖的基因无法正常运作。但是这样并不会马上使细胞癌化，在多数情况下，受损的DNA会被修复，癌化必须经历若干阶段。

根据以前的研究，我们知道细胞癌化有致癌基因与抑癌基因参与。正常细胞内的致癌基因被活化与抑癌基因被钝化，这种作用方向相反的基因活化程度的变异根据某特定顺序发生，长年累月经历多个阶段，使癌化逐渐进展。癌化为基因病，非遗传病。几乎所有癌症都只局限于一代，不会遗传给下一代。

但是我们从视网膜芽细胞瘤等癌细胞中找到一些能遗传的罕见原因基因：这些原因基因与不能遗传的同型癌原因基因相比则变异多，可用来阐明致癌机制。目前研究人员已从人类染色体中找到"与大肠癌有关的APC基因、与乳腺癌有关的BRCA基因"等与癌症有关的基因。

基因的变异会经过多个阶段，因此我们可从某个阶段切入，延迟癌症的发展。即使基因突变导致细胞开始癌化，在临床上还是能延迟癌症的发生，从癌症研究的观点看，意义重大。

从基因突变到细胞癌化，整个过程中不明的地方仍多。致癌机制的研究可阐明细胞分化情形，并有望成为探索生命之谜的开端。

有些细胞在生物诞生后不久就停止分裂

构成生物的所有细胞并非反复分裂，有些细胞在生物诞生后不久就停止分裂，一直活到生物寿命终了，这些细胞"随着生物诞生，慢慢老化"，神经细胞、心肌细胞就是这种细胞。

神经细胞占据了人体的巨大复合组织——脑的大部分,胎儿期时生产过剩,过剩的神经细胞通过细胞自戕多数死掉,只留下形成神经网络的细胞存活,这些残存的神经细胞在神经网络形成后开始老化,这类细胞称作"非再生细胞"。

非再生细胞以外的一般细胞则反复分裂,常常复制出新细胞,这类细胞称作"再生细胞",分裂50~60次后停止分裂,分裂寿命结束。

再生细胞与非再生细胞在基因层次有什么不同?最重要的一点可能是细胞分裂时,控制细胞周期的基因群是否起作用。例如,已知CDK酶群在细胞分裂时扮演加速器的角色,CKI蛋白质群扮演制动器的角色。非再生细胞中以CKI蛋白质群的作用最明显,可能CKI蛋白质群抑制了细胞分裂的进行。

非再生细胞的老化与组织、个体的老化有关。神经细胞若老化,对外界刺激的反应性、脑内神经网络的应答性将减退。这是因为随着老化,"使新神经细胞树状突伸展的基因"作用降低。这种基因作用明显降低,导致老年期时记忆力、理解力下降,有时还使侵犯神经细胞的阿尔茨海默氏症等病发作。

像这样,一般人认为非再生细胞无法避免老化。但是根据最新的研究,我们知道组成人脑的一部分存在着可能作为神经再生原的干细胞。该干细胞可反复分裂、自我复制,并可能分化成各式各样的神经。今后随着研究不断深入,如果能明白干细胞的增殖、分化机制,脑长生不老也许不是梦。

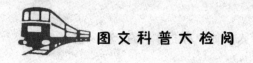
细胞分裂而短小·,成为老化的原机

老化(亦即30岁以后死亡率增加)是什么原因引起的?就进化论而言,所有生物以尽可能留下众多后代为目的,将全部能量耗费在产下有生育力的个体。超过生育年龄,养育完孩子的个体即使再长寿,对留下的后代数目也没有影响。换句话说,生育年龄的个体对物种而言为"成品",超过生育年龄仍活着的时期则是"成品"逐渐丧失功能(老化)的时期。

"成品"如何丧失功能?以前有两大假说被提出。第一个假说为"失误累积假说"。该假说认为如同所有有形物体迟早会坏一样,30岁以后,构成身体的各种分子、细胞、组织逐渐累积异常,异常的程度超过某个限度将出现老化。引起异常的原因可能有外在原因与内在原因。阳光中所含的紫外线、食物中所含的种种化学物质等为外在原因,身体为了产生每天所需的能量,利用氧来燃烧,氧化的附属效应为内在原因。

第二个假说为"程序假说"。认为我们的身体有两种组织,一种组织像神经之类,形成后我们一生几乎不进行细胞分裂;另一种组织像消化道、皮肤上皮、血液之类,形成后终我们一生不断进行细胞分裂以维持功能。但持续增殖的细胞,分裂次数可能有界限,迟早会停止增殖。组织若无法进行必要的细胞分裂,功能将逐渐衰退。

细胞能分裂的次数为什么有限?自古大家即想象细胞中具有时钟一样能记录个体诞生以来细胞分裂次数的装置。最近位于染色体末端的端粒被怀疑相当于时钟而受到瞩目。已知端粒在"细胞为了增殖进行DNA复制"时并非完全复制,因此测量个体一生中的端粒长度,该长度会随年龄增长、细胞分裂的累计次数增加而逐渐短小。短小到临界点,细胞便老化。

最近研究人员发现延长端粒长度的酶——端粒酶,妥善利用端粒酶,也许可通过延长细胞寿命来预防老化。但是即使延长了细胞寿命,也无法防止"失误累积"所引起的老化。

"死"意味着什么

从"生之始"开始,死便包含在其中。首先为了形成1个生命出发点的卵子,卵母细胞通过减数分裂,形成4个子细胞,其中3个子细胞死掉。精子的形成过程与卵子一样。接下来,在个体胚胎发育过程中,也有许多细胞死亡。例如,手指为了好用,通过指间细胞死灭而成形;各种器官、脏器的形成,必须依赖细胞的死亡。

胚胎发育完毕后,老化细胞以及病毒、化学物质等引起的异常细胞,也必须靠自我了断来排除。再生细胞的这种自我了断称作"细胞自戕",细胞自戕以程序写在基因中,可主动执行。

神经细胞、心肌细胞之类可活上几十年的非再生细胞,它们的死亡也被程序化。这些细胞的死亡与个体的死亡直接相关,称作apobiosis,意义与细胞自戕不同。个体内设定有不同的2种细胞死亡方式。

说起来,死亡仅见于"在进化过程中获得有性生殖形式"的生物。孩子通过受精系统,承袭一半的父亲基因、一半的母亲基因,拥有新的基因而诞生。如果亲代的旧基因出现异常变异,这些变异混在新基因中由子代继承,那么经过代代相传,各种变异累积在基因中,该基因的存续(亦即种的保存)将不可能。死亡可能是让旧基因通过每个个体消去的方法。而利用"性"生出具有多样化基因的孩子后,也可通过死亡,从这些孩子中筛选出适应环境变化的个体。

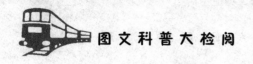

像这样,死亡与性携手合作,得以进化出新的基因。如果没有死亡与性,生物不可能适应环境的变化让物种保存下去。因此,今后死亡与性联手经营的方式将不会改变,死亡往往是基因存续的根本。

人的寿命也许可延长数倍

变温性的两栖类、爬虫类由于无法调节体温,随着外界气温降低,体温也会降低,进入名为"冬眠"的生理状态。在这个状态下,身体因新陈代谢速率受到抑制,几乎不消耗能量,即使不摄食也能长期生存。但是在外界气温降低的时期,变温动物的活动、繁殖明显受到妨碍。

发展出高度体温调节系统的恒温动物克服了这个缺点。恒温动物由于经常保持高体温,而得以不受环境左右地活动。但是维持体温要消耗许多能量,它们必须承担不断摄食的风险。此外,维持高体温也会加速细胞损伤及癌症、细胞感染等疾病的进展而危及生命。通过高度进化所获得的恒温性中,藏着优点,也藏着缺点。

有些哺乳动物既具恒温性,又能降低体温,获得冬眠能。例如,西伯利亚金花鼠(Eutamias sibericus)在"5℃、常暗"的一定环境下,约以1年为周期,正确地反复冬眠。在冬眠期间,体温下降到数摄氏度,生物体的功能仍能维持。

最近我们明白,"哺乳动物的冬眠"与"变温动物由外界气温降低所引起的冬眠"完全不同,它是受体内生理机制控制的。控制冬眠的重要蛋白质,在西伯利亚金花鼠血液中发现,这种被命名为"HP"的蛋白质,由HP基因下指令,在肝脏制造后分泌到血中。蛋白质的形成受到抑制,血中HP量减少,西伯利亚金花鼠即开始冬眠;之后,血中浓度再逐渐增加,直到恢复原来的浓度。同时,西伯利亚金花鼠在冬眠期间于血小减少的HP量则在脑中明显增加。

通过一连串的研究,我们还知道进行冬眠的西伯利亚金花鼠,寿命相当于体型大小大致相同的老鼠、小鼠等啮齿类寿命的4~5倍,长达12岁。造成寿命延长的主要原因似乎是HP的形成节律。已知人的甲状腺激素、男性激素也有产生"抑制、促进HP形成"节律的效果。根据这些事实,将来也许能以人为方式控制这些激素,使人不用伴随体温下降,即能引发类似冬眠的生理现象。如果可行,人类可能拥有数倍于现在的寿命。

"使人类细胞不死化细胞寿命无限延长"的研究

构成我们身体的体细胞,有"分裂一定次数后停止分裂"的分裂寿命。我们找到了使细胞注定有寿命的基因之一——"死亡素1基因"。

同时,由受精卵开始的胚胎发育极初期,则例外地有名为"胚胎干细胞"的不死细胞存在。此外,已知培养老鼠体细胞可使老鼠体细胞不死化。这里所谓的不死是指细胞没有上面提到的分裂寿命。研究发现老鼠不死化细胞中,"死亡素1基因"并未表现,而是"死亡素基因"强烈表现。提到不死细胞,许多读者的脑海中可能浮现癌细胞,"死亡素2基因"在恶性癌细胞中也会表现。

出人意料的是,尽管"死亡素1基因"与"死亡素2基因"的作用方向相反,基因本身所指定的氨基酸种类却仅仅有微小的不同。

根据以上的结果,日本工业技术院生命工程学工业技究所首席

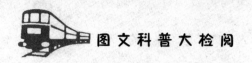

研究员三井洋司的研究小组，进行"让死亡素1基因在小鼠不死化细胞中过度作用"与"让死亡素2基因在只有有限寿命的人类体细胞内过度作用"的实验。实验结果如预期，应该不死的小鼠细胞转换为有限寿命细胞；应该只有有限寿命的人类体细胞，虽无法转换到不死化的程度，但寿命获得延长。使人类体细胞完全不死化，似乎需要"死亡素2基因"以外的其他基因同时作用。

就某种意义而言，生物可说为了物种的保存、发展而存在。各个体也许只是"为了让不死细胞——生殖细胞分化、成熟，孕育出下一代"的"单纯运输者"。若是这样，孕育出下一代后，各个体的任务便完成，没有生存下去的意义。这么想，就可以理解为什么胚胎干细胞会不死化，体细胞会有限寿命化。

目前利用"死亡素基因"所作的应用研究正在进行中。例如，将人类体细胞转换成不死化细胞，加以培养，制造出人造血管、人造皮肤等移植用器官，或制造出对特定细胞有用的生理活性物质等。而使特定器官的细胞不死化也可利用该细胞调查开发中的药物有效到什么程度。

体细胞克隆技术

1997年2月，体细胞克隆绵羊"多莉"诞生的消息，在英国科学期刊《自然》上发表。这个消息震撼了全世界，报纸、电视台等媒体连日争相报道，为什么会有这种过度反应呢？这是因为多莉不是由生殖细胞复制出来，而是由成熟雌绵羊的名为"乳腺细胞"的体细胞核复制出来的。

这里我们试着从"多莉的基因来源于成熟雌绵羊"着眼。通常孩子分别由父亲和母亲继承一半的基因后诞生,个体诞生亦即新基因的诞生。但是早在多莉诞生前,就有与多莉相同的珐因存在,也就是说,基因的诞生早于个体的诞生。假设能利用多莉的体细胞育出多莉2世,利用多莉2世的体细胞育出多利3世,利用多利3世的体细胞育出多莉4世,那么体细胞克隆技术不就类似"基因不死化技术"了吗?

　　但是根据以下几点,日本奈良女子大学理学院高木由臣教授对"将体细胞克隆技术视作不死化技术"的想法持怀疑态度。第一,"将体细胞克隆生物与提供体细胞的生物视作相同个体"是错的。例如同卵双胞胎由基因观点看虽然相同,以生物而言却是不同个体。同理,多莉与提供体细胞的绵羊绝非相同个体。

　　第二,体细胞克隆技术违反"多细胞生物随着个体死亡而进化"的历史事实。个体死亡保证多样化基因的诞生,可说是"进化上的划时代发明",通过体细胞克隆技术使基因不死化的愿望则反其道而行。

　　第三,从操控个体死亡的角度来考虑,有关体细胞的分裂界限,不清楚的地方仍多。人类正常体细胞分裂50~60次后停止分裂,用来育出多莉的体细胞分裂数值虽不明,但还是有分裂界限的。若多莉继承了该体细胞的分裂时钟,那么多莉2世、3世、4世……将不可能无限制地育出。事实上,已知多莉的相当于分裂时钟的染色体末端部位——端粒,与同时期出生的同种绵羊相比要短。

　　无论如何,目前的状况是,在争论"体细胞克隆技术能否视作基因不死化技术"之前,有待弄清楚的生物学问题堆积如山。

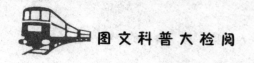

"生→性/死"意味着什么

如同秦始皇晚年不断寻找长生不老药一样,"人类为什么有着死亡的宿命?"这个问题自古以来就不断地被提出。

对于死亡的看法,人类文明不知不觉产生了宗教,由宗教衍生出许多伟大的思想、哲学。死与生成了形成文明的巨大原动力。

现代科学在文明延长线上诞生并有长足的发展。目前以科学方法了解"生命是什么?"人类不断追求的课题的生命科学,正以雷霆万钧之势获得进展,全世界携手进行的"人类基因组分析计划"就是其中一个象征。21世纪是从基因层次探讨"生"的时代。

生命体的遗传信息称作"基因组",人类基因组约由30亿个碱基对构成,包含数万个基因。人类基因组分析计划就是打算解读整个基因组,这个计划如果实现,不仅能开发出癌症、艾滋病、阿尔茨海默氏症等现代病的正确治疗方法,也许还可以有效阐明老化寿命的机制。

而通过比较分析已解读的"原核生物大肠杆菌"、"单倍体真核生物酵母菌"、"双倍体真核多细胞生物线虫"等各式各样生物种的基因组,科学家希望能在物质层次充分了解生命的共通性、进化的机制。

生命系统由单纯"生(在)"的世界,进化到"生(在) +死(灭)"的世界。亦即大肠杆菌之类的单倍体细胞生物可以在营养不枯竭的情况下不断增殖,本质上可说是活于"不死的世界",进化程度稍稍进步的酵母菌,在营养条件不佳时会进入双倍体孢子状态,而以类似于"介于生与死之间"的休眠状态活下去,继续进化则出现通过有性生殖增殖的双倍体多细胞生物。这些包括人类在内的生物,与性搭配之后,有了"死(灭)"。为了表示性与死的相反关系,我们以"性/死"来表示。

目前栖息在地球上的许许多多生物当然都采用"生→性/死"这种生命系统,这个"生→性/死"生命系统主要是由基因控制,想想看为什么会由基因控制呢?问题的暗示就在有性生殖的机制中。

第一个原因是,在有性生殖过程中,基因重组伴随减数分裂发生,导致诞生基因组成更富多样性的个体。通过这种多样性的获得,物种得以事先备妥"基因组成适应不断变化的自然环境"的个体。

第二个原因是,带有"新形成的基因"的个体,其存在为独一无二。换句话说,在"生→性/死"系统上,为了构筑经常创生新个体的循环,基因担负着重大责任。

但是不要忘了人的"生→性/死"生命系统还受"社会、文化"环境左右,例如"脑死是人死吗?"这个由器官移植所引发出来的问题,在不同的文化、社会中必定会有不同的答案,随着时代的不同,答案也可能不同。另外,人的极限寿命虽由基因决定,但是在极限寿命来临前,实际上却有许多人因种种环境因素患病而死。"人类基因组分析计划"如有进展,人类不仅可以克服疾病,也许还能以人为方式操作老化基因、寿命基因……

在这种情况下,我们必须事先认识到,人的一生基本上与其他所有生物一样,是"留下遗传信息,并将遗传信息传递下去"的过程。如此考虑,我们将可了解胡乱操作基因、支配基因可能会妨碍这个过程,进而使这个过程自我崩溃。21世纪的生命科学必须被要求"检测这个过程是否正常循环。"